U0647204

炎症性肠病
饮食与运动

主 编◎沈 骏 乔宇琪 陈 叶 方亚琼

ZHEJIANG UNIVERSITY PRESS
浙江大学出版社

图书在版编目（CIP）数据

炎症性肠病饮食与运动 / 沈骏等主编. -- 杭州：
浙江大学出版社，2025. 2. -- ISBN 978-7-308-25869-2

Ⅰ. R247.1；R516.1

中国国家版本馆 CIP 数据核字第 2025F30H31 号

炎症性肠病饮食与运动

沈　骏　乔宇琪　陈　叶　方亚琼　主编

责任编辑	张　鸽（zgzup@zju.edu.cn）
责任校对	季　峥
封面设计	黄晓意
出版发行	浙江大学出版社
	（杭州市天目山路148号　邮政编码310007）
	（网址：http://www.zjupress.com）
排　　版	杭州晨特广告有限公司
印　　刷	浙江省邮电印刷股份有限公司
开　　本	880mm×1230mm　1/64
印　　张	4
字　　数	88千
版 印 次	2025年2月第1版
	2025年2月第1次印刷
书　　号	ISBN 978-7-308-25869-2
定　　价	49.00元

ISBN 978-7-308-25869-2

9 787308 258692 >

版权所有　侵权必究　印装差错　负责调换

浙江大学出版社市场运营中心联系方式：0571-88925591；http://zjdxcbs.tmall.com

《炎症性肠病饮食与运动》
编委会

主　编　沈　骏　乔宇琪　陈　叶　方亚琼

编委会　（按姓名拼音排序）

蔡昌盛　上海交通大学医学院附属仁济医
　　　　院　消化内科

陈　叶　上海交通大学医学院附属仁济医
　　　　院　宝山分院　消化内科

陈悦颖　复旦大学附属中山医院　消化内科

崔　喆　上海交通大学医学院附属仁济医
　　　　院　普外科

戴张晗　上海交通大学医学院附属仁济医
　　　　院　消化内科

方亚琼　上海交通大学医学院附属仁济医
　　　　院　宝山分院　消化内科

冯　婧　上海交通大学医学院附属第九人民医院　消化内科

冯　琦　上海交通大学医学院附属仁济医院　放射科

顾　禾　上海交通大学医学院附属仁济医院　消化内科

贺　薇　上海交通大学医学院附属仁济医院　病理科

乔宇琪　上海交通大学医学院附属仁济医院　消化内科
　　　　上海交通大学医学院附属仁济医院　宝山分院　消化内科

沈　骏　上海交通大学医学院附属仁济医院　消化内科
　　　　上海交通大学医学院附属仁济医院　宝山分院　消化内科

孙　颖　上海交通大学医学院附属仁济医院　消化内科

童锦禄　上海交通大学医学院附属仁济医院　消化内科

王天蓉　上海交通大学医学院附属仁济医院　消化内科

吴晓蓉　上海交通大学医学院附属仁济医院　护理部

　　　　上海交通大学医学院附属仁济医院　宝山分院　护理部

杨　田　上海交通大学医学院附属仁济医院　肿瘤研究所

杨艳秋　上海交通大学医学院附属仁济医院　宝山分院　科教办公室

姚如辰　上海交通大学医学院附属仁济医院　消化内科

张明明　上海交通大学医学院附属仁济医院　消化内科

朱明明　上海交通大学医学院附属仁济医院　消化内科

前　言

在现代社会,不良的饮食和生活习惯导致炎症性肠病的发病率逐年上升。我国炎症性肠病发病率和患病率的增幅较其他国家更明显。炎症性肠病是一种复杂的慢性疾病,其迁延难愈的自然史给患者带来了巨大的挑战,不仅影响患者的肠道健康,而且在很大程度上影响其营养吸收、免疫功能和整体的生活质量。因此,了解炎症性肠病与饮食和运动之间的关系,对于帮助患者改善病情和提高生活质量是十分重要的。

《炎症性肠病饮食与运动》的编写,旨在为炎症性肠病患者提供科学、系统的饮食和运动指导。本书上篇聚焦于炎症性肠病患者的饮食，探讨了食物的烹饪方式、营养元素的吸收、不同食物对炎症反应的影响，以及如何通过合理的饮食规划来减轻病症并增强机体免疫力。我们深入分析了多种营养物质及其对炎症性肠病患者的益处，为患者在疾病活动期和缓解期的饮食提供建议，帮助他们更好地应对病情。下篇则关注炎症性肠病患者的运动，探讨了运动在炎症性肠病患者日常生活中的重要性。我们对运动与免疫、心理健康及慢性疾病管理之间的关系——予以阐释，并为不同病程提供适合的运动处方建议。通过科学的运动干预，患者不仅能够改善各项生理功能，而且能缓解心理压力，促进身心全面健康。

我们希望借助本书，通过循证理论与实践经验相结合，帮助炎症性肠病患者掌握饮食与运动的技巧，从而减轻病痛，提升生活质量。同时,也希望通过本书引起社会各界对炎症性肠病的更多关注,让患者在面对疾病时不再孤单。

愿本书能够成为炎症性肠病患者的良师益友,了解炎症性肠病,改善健康状况;愿每位患者都能找到适合自己的饮食与运动方案,迈向更加美好的未来。

主编:沈　骏　乔宇琪
　　　陈　叶　方亚琼

目　录

上篇　饮食篇

1 食物烹饪方式、搭配与营养元素的
　　吸收 ……………………………………（3）

2 普通人和炎症性肠病病友对七大
　　类营养素的需求 ………………………（6）

3 部分食物中营养元素的含量及炎
　　症性肠病病友摄入指导 ………………（12）

4 炎症性肠病病友营养缺乏的饮食
　　因素和调整策略 ………………………（26）

5 炎症性肠病急性发作期病友的饮食…（29）

6 食物中七大营养物质缺乏对机体的
　　影响 ……………………………………（31）

7 哪些食物成分会促使机体发生炎症反应？ …………………（38）

8 营养支持治疗：肠内营养和肠外营养 …………………………（43）

9 何时开始恢复饮食和恢复饮食的顺序 …………………………（46）

10 免疫原性食物和炎症反应 …………（49）

11 什么是食物不耐受、食物过敏、食物敏感？怎么区别？ …………（53）

12 益生菌类食品、益生菌的服用和消化不良 …………………………（58）

13 炎症性肠病通常累及哪些部位？不同部位受累分别对哪些营养吸收造成影响？ …………………（61）

14 禽畜肉、蔬菜、水果和脂肪的选择 …（66）

15 二十碳五烯酸、二十二碳六烯酸可以
抑制炎症吗? …………………………（69）

16 肠道炎症和肠道免疫力 …………（73）

17 炎症性肠病缓解期病友的饮食规划,
营养物质平衡 …………………………（78）

18 炎症性肠病缓解期病友营养过剩、
肥胖和体重过大问题的应对 ……（81）

19 炎症性肠病病友围手术期鼻饲肠
内营养的要点 …………………………（84）

20 生酮饮食、地中海饮食、低短链碳
水化合物(低FODMAP)饮食等 …（88）

21 炎症性肠病日常饮食范例一组 …（94）

22 增强免疫力的食物对炎症性肠
病病友的利与弊 ……………………（96）

下篇　运动篇

1 运动、免疫功能和炎症性肠病的
关系 ……………………………………（105）

2 炎症性肠病急性发作期身体机能
下降的原理 …………………………（113）

3 运动对人体的益处 …………………（118）

4 合理运动，减少焦虑、抑郁 …………（124）

5 运动干预在炎症性肠病诱导缓解
和维持治疗中的要求 ………………（131）

6 运动处方的概念、步骤、实施 ……（137）

7 适合炎症性肠病病友的简易运动
处方（急性期和缓解期）………………（144）

8 运动与增重和减重 …………………（154）

9 各年龄段正常指标和体力活动量 …（162）

10 缓解期患者肥胖和体重过大的生
理原因 ·················· （171）

11 缓解期病友的有氧减脂训练 ··· （176）

12 缓解期患者的健康增重——肌肉增
长原理 ················· （184）

13 缓解期患者的自重和负重训练··· （193）

14 缓解期患者的瑜伽疗法 ········ （200）

15 身体放松和拉伸 ·········· （208）

16 运动损伤与运动风险的防范和
处理 ·················· （221）

附录:训练计划(供参考) ············· （232）

上　篇

饮食篇

1 食物烹饪方式、搭配与营养元素的吸收

炎症性肠病患者,尤其克罗恩病患者通常会面临一系列营养问题,如体重下降、贫血,及某些维生素和矿物质缺乏等。对于炎症性肠病患者来说,了解食物的烹饪方式和搭配,以及它们如何影响营养元素的吸收,尤为重要。

炎症性肠病患者易发生特定营养要素缺失。常见的情况有:因慢性出血、吸收不良导致贫血和铁缺乏等;肠道手术或回肠末段受损引起维生素 B_{12}、叶酸等营养要素吸收障碍;炎症、吸收不良和类固醇药物长期使用会导致骨质疏松症,以及钙和维生素D缺乏;炎症和肠道渗漏也常会导致蛋白质流失。

　　烹饪方式对营养元素的吸收有着显著的影响。煮和蒸是较温和的烹饪方式,对食物中的营养成分影响较小。这两种方式都能保留食物中的维生素和矿物质,特别是水溶性维生素和矿物质。例如,蒸西兰花(有部分研究不推荐在疾病活动期食用西兰花)可以保留其维生素 C 和维生素 B。在炖煮过程中,水溶性维生素和矿物质会溶于汤内,但大部分营养成分能够得以保留。如牛肉可以在较低的温度下长时间炖煮,但其中的营养素得以保留。在煎和炒过程中,油脂的使用需要控制,以避免摄入过多的热量,这两种方式可以保留食物中大部分营养成分。煎和炒可以快速烹饪并保留风味,但注意不要过度加热。焖的时间长会导致营养成分的损失,特别是维生素 C 和维生素 B。因此,建议减少焖煮的烹饪方式,或缩短焖煮的时间。炸和烤都属于高温烹饪方式,会破坏食物中的多种营养成分,尤其是维生素和脂肪。如炸鸡,可能会破坏维生素 A 和 E。因此,炎症性肠病患者应尽量避免这两种烹饪方式。微波可以快速加热,如微波蔬菜,可以减少营养流失,这也是保护营养的烹饪方法之一。

对炎症性肠病患者,提倡个性化饮食。炎症性肠病患者病情各异,饮食需求也会有所不同。比如存在肠狭窄的患者,应选择易于消化的食物,如将胡萝卜磨成泥,或将肉类炖至软烂。同时,应避免高纤维食物的摄入,减少坚果和生蔬菜的摄入,而选择易消化的纤维来源,如煮熟的南瓜。建议少量多餐:一天吃5～6顿小餐,而不是3顿大餐。充分煮熟:确保所有食物都煮熟,以便于消化。对于一些难以摄入正常饮食的特定患者,也有必要配合肠内营养治疗。因此,建议患者与医生或营养师合作,制订个性化的饮食和营养计划。

乔宇琪

2 普通人和炎症性肠病病友对七大类营养素的需求

一个人要延续生命,必须喝水和进食。食物中的有效成分称作营养素,它们是人体维持正常代谢的物质基础。人体所需的营养素不下百种,但可以概括为七大类:碳水化合物(糖类)、蛋白质、脂肪、水、矿物质、维生素和膳食纤维。在我们的日常生活中,营养素对于维持身体健康和功能是至关重要的。而当涉及炎症性肠病病友时,这些元素的重要性不仅仅是加倍,有时几乎是生活中的救命要素。对于普通人来说,维持均衡饮食似乎不过是日常生活的常规挑战;对于炎症性肠病病友,正确的营养摄入却像一场精心策划的"战役"。让我们一起探索这七大类营养素,以及它们在普通人和炎症性肠病病友生活中的角色。

◉ **碳水化合物:能量的首选来源**

碳水化合物是我们体内最主要的能量来源,无论是在健康普通人还是炎症性肠病病友。对于炎症性肠病病友而言,选择正确类型的碳水化合物尤为重要。复杂的碳水化合物,如全谷物和蔬菜中的纤维,可能造成某些病友消化不良。因此,炎症性肠病病友在日常饮食中可能需要优先考虑易于消化的简单碳水化合物,如白米饭和熟透的水果。

◉ **蛋白质:修复和生长的关键**

蛋白质对于维持身体结构和功能是至关重要的。对于炎症性肠病病友来说,由于疾病本身可能导致营养吸收不良,所以获取足够的蛋白质变得尤为重要。蛋白质的良好来源包括瘦肉、鱼类、豆类和乳制品等。然而，某些蛋白质来源，如豆类和一些乳制品，可能会引起炎症性肠病病友的不适，因此需要根据个人的耐受性来调整，尤其是在疾病活动期，部分专家不是很推荐食用豆类和乳制品，因为在一些病友易导致腹胀。

● 脂肪：不可或缺但需谨慎选择

脂肪是身体的另一个重要能量来源，并对维生素的吸收和细胞健康是至关重要的。然而，过多摄入特定类型的脂肪，如饱和脂肪酸及反式脂肪酸，可能会加剧炎症性肠病病友的炎症状况。选择健康的脂肪来源，如橄榄油、鱼油等，对于管理炎症性肠病病友的炎症反应有着不可忽视的作用。而在疾病活动期，坚果类还是少食用为好，因为过于坚硬的食物易引起胃肠道不适。此外，不建议炎症性肠病病友食用过油的食物，如煎炸食物，煎炸食物会增加胃肠道负担。

◉ 维生素与矿物质：小而强大

维生素和矿物质虽小，但对健康的影响巨大。炎症性肠病病友由于肠道吸收能力受损，可能需要额外补充特定的维生素和矿物质，例如铁、钙、维生素 D 和锌等，这些都是支持免疫功能、骨骼健康和肠道黏膜愈合的关键营养素。

◉ 水：生命之源

水是所有生命的基础，对于炎症性肠病病友来说尤其重要。由于炎症性肠病可能导致腹泻和消化系统其他问题，导致体内水分和电解质丢失，因此保持良好的水分状态对于预防脱水是至关重要的。建议炎症性肠病病友根据自己的具体状况调整水的摄入量，特别是在活动量大或天气炎热时，更应注意水分补充。

● 膳食纤维：双刃剑

膳食纤维在普通人饮食中具有促进肠道健康的作用；但对于炎症性肠病病友，纤维摄入需要谨慎选择。食物纤维能够帮助调节肠道功能，但某些类型的纤维（如不易消化的粗纤维）可能会刺激肠道，使炎症性肠病症状复发。炎症性肠病病友在摄入膳食纤维时，应优先选择易于消化的纤维源，例如熟的蔬菜和去皮的水果，并根据个人的耐受性逐渐增加摄入量。

对于炎症性肠病病友而言，合理的营养管理是疾病控制的关键一环。这包括定期监测营养状态，根据疾病活动期和缓解期调整饮食，以及可能的营养补充。营养师和医生通常会根据病友的具体情况提供个性化的饮食建议。了解和调整个人的饮食习惯，选择适合自己情况的营养素，可以帮助减轻炎症性肠病病友的症状,提高生活质量。每个人的情况都是独一无二的,因此寻找适合自己的营养策略是一个持续的过程,与医疗团队紧密合作可以为疾病全程提供支持和指导。

◉ 日常饮食建议

◇ 平衡饮食:确保从每类营养素中获得足够的摄入,但也要根据个人的耐受性进行调整。

◇ 小餐频食:可以帮助减轻肠道负担,减轻症状。

◇ 注意水分补充:保持充足的水分摄入,尤其是在疾病活动期。

◇ 避免已知的刺激食物(通过饮食日记记录):如辛辣食物、高脂肪食物和难以消化的高纤维食物等。

陈叶

3 部分食物中营养元素的含量及炎症性肠病病友摄入指导

在探索中国人餐桌上的营养宝库时,我们不仅会发现多样性的美食,还会遇到对健康有益的各种营养元素和微量元素。特别是对于炎症性肠病病友,理解这些食物中所含营养成分的细节,可以更好地管理自己的饮食,减轻症状,提高生活质量。下面,我们就来详细探讨我国常见的几种食物及其营养价值。需要注意的是,这些食物的相关数值可能因食物的具体品种、成熟度、处理和烹饪方法等而略有差异。下面根据一般数据提供的营养成分概览,以每100克为单位进行描述。

米饭（白米，煮熟）

碳水化合物：28克

能量：约130卡路里

蛋白质：约2.7克

脂肪：约0.3克

纤维：小于1克

铁：约0.2毫克

锌：约0.4毫克

营养小贴士

米饭作为中国人的"主粮"之一，提供了日常所需的主要能量来源。对于炎症性肠病病友而言，米饭因纤维含量低的特性，成为消化道友好的选择。

鸡蛋(全蛋,煮熟)

能量:约155卡路里

蛋白质:约13克

脂肪:约11克

胆固醇:约373毫克

铁:约1.2毫克

锌:约1.0毫克

硒:约15.8微克

维生素 D_3:2微克(参考值,具体含量根据鸡蛋种类不同而有差异)

营养小贴士

鸡蛋不仅是优质蛋白质的来源,而且几乎是"万能的"。对于炎症性肠病病友而言,不管是煎炒还是蒸煮,都是营养丰富的美味选择,但还是建议少煎炒、多蒸煮。

豆腐（软豆腐）

能量：约61卡路里

蛋白质：约4克

脂肪：约3.5克

钙：约350毫克

铁：约0.8毫克

锌：约0.7毫克

营养小贴士

作为植物性食品中的"钙之王"，豆腐不仅能满足炎症性肠病病友对钙的需求，还能以温和的口感征服个人的味蕾。

菠菜(生)

能量:约23卡路里

蛋白质:约2.9克

铁:约2.7毫克

锌:约0.53毫克

铜:约0.13毫克

维生素C:约28毫克

维生素A:469微克的视黄醇活性当量

营养小贴士

　　菠菜中铁和维生素C的完美搭档不仅能帮助炎症性肠病病友战胜贫血,还能以"绿色能量"的形式为身体注入活力。

牛奶（全脂）

能量：约61卡路里

蛋白质：约3.2克

脂肪：约3.3克

钙：约113毫克

锌：约0.4毫克

硒：约2.0微克

维生素D：1微克（在强化牛奶中）

营养小贴士

牛奶不仅能强壮骨骼，还能作为"钙途"的维生素D助推器。乳糖不耐受的炎症性肠病病友，可以选择零乳糖奶。

牡蛎（生）

能量：约51卡路里

蛋白质：约6克

锌：约39毫克

铁：约5.8毫克

维生素B_{12}：约9微克

铜：约4.5毫克

营养小贴士

牡蛎不仅是美食家的最爱，而且是锌的"超级仓库"。对于炎症性肠病病友而言，如果能够耐受，适量的牡蛎可以提供免疫支持，并且其高含锌量对肠道健康的维护有着不可忽视的作用。但是建议不要生食，也不要一次性进食过多。另外，对海鲜不耐受的患者不建议食用。

红薯（烤）

能量：约90卡路里

碳水化合物：约20.7克

膳食纤维：约3克

维生素A：961微克的视黄醇活性当量

钾：约475毫克

铁：约0.6毫克

锌：约0.3毫克

铜：约0.15毫克

营养小贴士

　　红薯以甜美的口感和丰富的营养价值，在冬季成为温暖的选择。对炎症性肠病病友而言，适量的红薯不仅能提供纤维，还能用维生素A照亮他们的营养之路。

胡萝卜（煮熟）

维生素 A：约 17033 单位

膳食纤维：约 3 克

钾：约 235 毫克

营养小贴士

　　煮熟的胡萝卜更易于消化，β-胡萝卜素在经过烹饪后更易被人体吸收，与健康脂肪一起摄入可以增加其吸收率。试着将胡萝卜搭配橄榄油、鳄梨或坚果一同食用，既能增加风味，也有助于营养吸收。对于炎症性肠病病友，在疾病缓解期适量食用煮熟的胡萝卜是一个不错的选择。

杏仁

蛋白质：约21克

脂肪：约50克（主要为单不饱和脂肪酸与多不饱和脂肪酸）

镁：约270毫克

营养小贴士

杏仁含有相对较高的膳食纤维，对于正常情况下寻求肠道健康的人来说是好事，但在炎症性肠病活动期（病情加重时），高纤维食物可能会刺激肠道，引起痉挛、腹痛或腹泻。因此，炎症性肠病病友在疾病活动期可能需要限制杏仁的摄入。在疾病缓解期，消化系统可能仍然比较敏感，可能难以消化吸收未经充分咀嚼的杏仁。因此，建议选择杏仁酱或杏仁奶作为替代，这样可以减轻肠道的负担。

南瓜（煮熟）

碳水化合物：约6克

膳食纤维：约2.7克

维生素A：约8513单位

营养小贴士

南瓜是一种超级食物，它质地柔软，易于消化，而炎症性肠病病友肠道敏感，因此南瓜对其肠道非常友好。它不仅颜色亮丽，味道甜美，而且还富含对身体有益的各种营养素。

通过了解这些食物中的营养元素和微量元素,我们不仅知道如何饮食更加健康、营养均衡,还能为炎症性肠病病友提供科学、合理的饮食建议。另外,我们也对炎症性肠病病友部分活动期/缓解期给出饮食指导:

活动期应避免的食物

炎症性肠病活动期指病情加重期,此时病友的肠道炎症较为严重,而一些食物可能会加剧症状。

高纤维食物:如全谷物、坚果、种子、生或带皮的水果和蔬菜等,可能加剧肠道不适。

高脂肪食物:油炸食品、含高饱和脂肪酸的红肉和加工食品可能加重症状。

乳制品:对于有乳糖不耐受的炎症性肠病病友,牛奶、奶酪和其他乳制品可能引起腹泻和气胀。

辛辣食物:如辣椒和胡椒等,可能刺激肠道,引起不适。

含咖啡因和酒精的饮品：可能刺激肠道，加剧腹泻。

甜味剂：人造甜味剂，如山梨醇和甘油醇，可能导致腹泻。

炎症性肠病缓解期推荐食用的食物

炎症性肠病缓解期指病情处于控制状态，肠道炎症减轻，此时可以适当增加食物种类，以提供充足的营养。

低纤维水果和蔬菜：熟透的水果（如香蕉、瓜类等）和去皮去籽的蔬菜（如胡萝卜、南瓜等）。

精制谷物：如白面包、白米和低纤维的早餐谷物等，比全谷物更易消化。

瘦肉和鱼：提供优质蛋白质，有助于维护肌肉和修复组织。

乳制品替代品：对于乳糖不耐受者，可以选择乳糖含量较低的乳制品或植物基乳品。

蛋白质补充品：如蛋白质粉，可以帮助满

足蛋白质的日常需求,尤其是在食欲不振时。

含 ω-3 的食物:如鲑鱼和亚麻籽等,可能有助于减少炎症。

对于炎症性肠病病友,饮食调整是一个长期且个性化的过程。重要的是根据自身的病情和耐受性,逐步试验不同的食物,并观察其对身体的影响。在调整饮食时,与医生或营养师紧密合作,制订适合自己的饮食计划,可以更有效地管理病情,改善生活质量。

陈叶

4 炎症性肠病病友营养缺乏的饮食因素和调整策略

炎症性肠病病友常常面临营养缺乏的问题。营养缺乏是由疾病本身及其治疗过程中多个因素共同作用造成的,不仅影响病友的生活质量,而且有可能加重病情。

炎症性肠病病友的肠道炎症会破坏肠黏膜,影响营养物质的吸收,特别是脂肪、蛋白质和维生素等营养物质,由肠道炎症导致的吸收不良使病友易出现营养不良。炎症性肠病病友可能由于肠道狭窄、梗阻或瘘管等结构改变,导致食物无法顺利通过肠道,进而影响营养物质的消化和吸收。病友常常因为腹痛、腹泻等症状而食欲减退或厌食,从而减少营养物质的摄入。长期服用免疫抑制剂、抗生素等药物,也可能会影响营养物质的吸收和利用。为了避免症状加重,病友可能限制某些食物的摄入,这也可能导致营养不均衡。

针对炎症性肠病病友营养缺乏,有必要调整饮食策略。炎症性肠病病友需要增加蛋白质的摄入,以维持身体的正常功能,可以选择瘦肉、鱼、禽类、豆类等富含优质蛋白质的食物。同时,为了减轻肠道负担,建议采用少食多餐的方式进食。炎症性肠病病友应尽量避免高脂肪饮食,因为脂肪摄入过多会加重肠道负担,影响营养物质的吸收。建议选择低脂食物,并以蒸、煮、炖等烹饪方式,减少油脂摄入。适量的膳食纤维有助于改善肠道功能,促进营养物质的吸收。炎症性肠病病友可以选择富含膳食纤维的食物,如蔬菜、水果、全谷类等。但需要注意,存在肠道狭窄或梗阻的病友应减少高纤维食物的摄入。炎症性肠病病友由于肠道炎症和药物影响,易缺乏维生素和矿物质。因此,建议在饮食中增加富含维生素和矿物质的食物,如新鲜蔬菜、水果、坚果等。同时,也可以在医生的指导下服用相应的维生素或矿物质补充剂。炎症性肠病病友应尽量避免暴饮暴食和过度饥饿,合理安排饮食时间和结构。同时,也要注意食物的搭配和烹饪方式,尽量选择清淡、易消化的食物。

每位炎症性肠病病友的情况都是独特的,因此饮食计划应根据个人的症状、耐受性和营养需求来制订。需要定期与消化科医生和营养师沟通,根据病情调整饮食计划,确保营养均衡。根据个体情况,避免可能引发症状的食物,如乳糖不耐受者应避免乳制品。通过科学的饮食策略和个性化的营养指导,可以有效改善炎症性肠病病友的营养状况,提高生活质量。

乔宇琪

5 炎症性肠病急性发作期病友的饮食

炎症性肠病病友在急性发作期通常会出现腹痛、腹泻、便血等症状,肠道炎症表现活跃,对食物的消化吸收能力下降。因此,饮食调整对于减轻症状和促进肠道恢复是至关重要的。

饮食应选择易消化的食物,如白米饭、面条、馒头等,避免油腻、高纤维食物,减轻肠道负担。保证充足的水分摄入,避免脱水,特别是在腹泻时。同时,需要避免辛辣、酒精、咖啡因等刺激性食物,以免症状加重。

急性发作期可能伴随营养吸收不良,注意补充蛋白质、维生素和矿物质。适量摄入优质蛋白质,如鱼肉、禽肉、蛋类等,有助于维持肌肉和免疫系统的功能。补充足够的维生素和矿物质，特别是维生素D、钙、铁等，有助于维持骨骼健康、预防贫血等并发症。虽然急性发作期病友需要低渣、低纤维饮食，但适量摄入可溶性膳食纤维有助于维持肠道健康。

烹饪前需将食物切碎、制软，有助于减轻肠道负担，提高消化吸收率。烹饪应采用蒸、煮、炖等方式，避免油炸、爆炒等高温方式，以减少对肠道的刺激。避免食物过冷或过热，以免对肠道造成不必要的刺激。

饮食调整需个体化。每位炎症性肠病病友的症状和耐受性不同，应根据个人情况调整饮食。在调整饮食前，最好与医生或营养师沟通，制订个性化的饮食计划。注意观察饮食变化对症状的影响，并及时与医生沟通。

乔宇琪

6 食物中七大营养物质缺乏对机体的影响

在探索我们日常饮食中的七大营养物质对正常机体的影响时，我们可以把这看作是一场精彩纷呈的营养奥林匹克大会，每种营养物质都是一位优秀的运动员，它们各司其职，共同确保我们的身体正常运转，就像一支协调一致的团队。而一旦我们缺乏七大营养物质，会有什么后果和表现呢？

◉ 碳水化合物：能量的黄金供应商

碳水化合物是我们身体的主要能量来源，就像汽车的汽油，让我们的"引擎"持续运转。研究显示，成人每日能量需求中约50%～60%应来自碳水化合物。然而，并非所有碳水化合物具有同等的功能地位,但是复杂碳水化合物(如全谷物)释放能量缓慢,能给我们提供更持久的动力。而碳水化合物缺乏会造成以下健康问题。

能量下降:碳水化合物是身体的主要能量来源;缺乏时,人会感到疲倦乏力。

心情变化:能量不足会影响大脑功能,导致注意力不集中、情绪低落。

代谢问题:长期缺乏碳水化合物,身体会开始分解脂肪和肌肉作为能量来源,可能导致代谢紊乱。

● 蛋白质:身体的建筑工人

蛋白质是构建和修复身体组织的基石,从肌肉到免疫细胞都依赖于蛋白质。想象一下,如果没有蛋白质,人体就像是一座没有砖块的房子。营养专家建议,蛋白质应占我们能量总摄入的 10%～15%,并记得选择优质蛋白源,比如鱼、瘦肉和豆类。

如果蛋白质缺乏,会有如下不良后果。

肌肉流失:蛋白质是构建和维护肌肉的关键,蛋白质缺乏会导致肌肉量减少。

免疫力下降:蛋白质对于免疫系统功能的维持至关重要,蛋白质缺乏会导致身体抵抗感染的能力下降。

愈合缓慢:蛋白质缺乏还会减慢肠道黏膜溃疡愈合的速度。

● 脂肪:不可或缺的"坏名声"营养素

脂肪尽管常常被误解,但对于支持细胞功能、保护器官、促进维生素吸收是至关重要的。关键是要选择健康的脂肪酸,如 ω-3 和 ω-6 脂肪酸,这些脂肪酸对炎症性肠病病友临床症状的缓解还有辅助作用。另外,需要避免饱和脂肪酸与反式脂肪酸的过多摄入。

如果脂肪酸缺乏，可能有如下不良后果。

维生素吸收不良：某些维生素（A、D、E和K）需要脂肪才能被身体吸收。脂肪缺乏可能导致维生素缺乏。

激素水平失衡：脂肪是许多重要激素合成的基础，脂肪缺乏可能导致激素水平失衡。

神经系统问题：脂肪对神经系统至关重要，长期缺乏可能导致认知功能下降等。

● 维生素：身体的化学反应指挥官

维生素是维持人体正常生理功能必不可少的有机化合物，虽然它们不直接提供能量，但在机体很多合成代谢、转化过程中有着至关重要的作用。由于大部分维生素不能由人体自行合成（维生素D、某些条件下的维生素K和生物素除外），必须通过饮食摄入，因此这些维生素缺乏会导致一些病症，比如：维生素A缺乏可导致夜盲症；维生素D缺乏会影响钙的吸收,导致儿童佝偻病和成人骨质疏松;维生素C缺乏可能导致人体免疫力下降,增加感染的风险。B族维生素共有8种,包括维生素B_1(硫胺素)、B_2(核黄素)、B_3(烟酸)、B_5(泛酸)、B_6(吡哆醇)、B_7(生物素)、B_9(叶酸)和B_{12}(钴胺素)。B族维生素缺乏会对人体消化、神经、免疫等系统造成影响,因为这些维生素在身体许多关键生理过程中扮演着重要的角色。

◉ 矿物质:不可忽视的"微观英雄"

矿物质,包括钙、铁和锌等,是身体许多功能的关键,包括从构建强健的骨骼到携氧运输等。例如,铁缺乏是贫血的常见原因,会导致氧气运输能力下降,引起疲劳和气息短促;钙和镁缺乏会影响骨骼健康,导致骨质疏松;碘缺乏会影响甲状腺功能,可能导致甲状腺肿大。

● 水：生命之源

没有水，就没有生命。水不仅是我们身体的主要成分，还参与几乎所有的生物过程。成人每天需要大约2～3升水，这些水来自饮水和食物，以确保身体各系统正常运转。轻微脱水就可能导致头痛、注意力不集中和疲劳等。严重脱水可能危及生命。长期水摄入不足会增加肾脏疾病的发生风险。另外，水分对维持正常的消化功能至关重要，缺水易导致便秘。

● 膳食纤维：肠道健康的"守护神"

虽然膳食纤维不被人体消化和吸收，但它对维持肠道健康是至关重要的。纤维可以帮助调节血糖、降低胆固醇水平，并预防多种疾病。尤其对于炎症性肠病病友而言，在缓解期适量摄入柔和的纤维，如熟蔬菜和水果泥，可以促进肠道健康。

机体正常运转需要足够的营养支持，这就像为高效运转的机器加注优质的燃料。通过均衡饮食，确保摄入充足的碳水化合物、蛋白质、脂肪、维生素、矿物质、水和膳食纤维等，可以帮助我们保持最佳的身体状态，避免因营养素缺乏而导致的上述损伤。对于炎症性肠病病友，了解这些营养物质的作用及其在身体中的平衡状态尤为重要，以帮助管理症状并维持健康的生活方式。

陈叶

7 哪些食物成分会促使机体发生炎症反应?

在日常饮食中,有些看似无害的成分实际上可能引发炎症反应,这种反应长期累积可能导致多种慢性疾病的发生。了解这些成分并尽量避免摄入,是维护人体健康的重要一步。下面我们将通过一些例子介绍这些成分,帮助大家更好地理解并避免潜在的风险。

● 糖盒精制碳水化合物有哪些?

过量的糖分摄入是引发炎症的主要因素之一。当我们摄入过多糖分时,机体血糖水平会急剧上升,迫使胰岛素水平也随之升高以帮助降低血糖。该过程不仅增加了慢性炎症的发生风险,而且可能导致胰岛素抵抗,这是糖尿病的前兆。除直接摄入的白糖、糖果和甜饮料外，精制碳水化合物，如白面包、白米和其他精加工食品，也会在体内迅速转化为糖分，引发炎症反应。

　　假设一份西式早餐可能包含甜甜圈、白面包或甜味饮料，这些食品都富含糖分和精制碳水化合物，那么不仅会迅速升高血糖，还会激增炎症水平，对健康造成影响。

● 植物油和反式脂肪酸有哪些？

　　某些类型植物油，如玉米油、葵花籽油和大豆油，富含 ω-6 脂肪酸。虽然 ω-6 脂肪酸在适量时对人体有益，但如果过量摄入，ω-6 脂肪酸与 ω-3 脂肪酸的比例失衡，也导致体内产生更多炎性物质。此外，反式脂肪酸，这种在加工食品中常见的脂肪类型，已被证实可以增加心脏病的发生风险，并且与慢性炎症的增加有关。

比如在餐厅点了一份炸鸡,而这份炸鸡可能是在富含 ω-6 脂肪酸的植物油中炸制的,并且含有反式脂肪,那么这样的食物会促使体内发生炎症反应。

● 高度加工食品中有哪些成分?

高度加工食品,包括快餐、罐头食品和许多包装食品,通常含有大量添加剂、防腐剂等人造成分。这些成分可以干扰我们体内的自然过程,引发炎症反应。例如,单钠谷氨酸是一种常见的食品添加剂,用于增强食物的味道,但也有报道称其可引发头痛、肌肉疼痛和炎症反应等。

比如,今天的午餐可能是一盒冷冻的比萨,"秀色可餐",用微波炉加热即可食用,但这种食品不仅含有高度加工的成分,还可能含有单钠谷氨酸和可引发炎症的其他添加剂。

◉ 酒　精

适量饮酒对有些人来说可能没什么问题,但过量饮酒是已知的炎症促进因素。酒精可以损害肝脏功能,影响免疫系统,增加体内的炎症水平。长期过量饮酒还可能导致慢性病症,如肝炎和其他炎症性肠病等。过量饮酒不仅会导致宿醉,还有可能增加慢性炎症的发生风险。

◉ 人工甜味剂

尽管人工甜味剂(如阿斯巴甜和苏喃糖)被设计用于替代糖分,以帮助减肥和控制血糖,但研究表明,这些甜味剂可能会干扰我们体内的微生物平衡,引发炎症反应和胰岛素抵抗。这就意味着,即使是无糖饮料也可能对我们的健康产生不利影响。想象在炎热的夏日,我们选择无糖汽水来解渴,但可能无意中增加了体内的炎症水平。

通过理解这些可引起炎症反应的食物成分，我们可以采取积极措施保护自己免受慢性疾病的侵害。选择全食物，如新鲜水果和蔬菜、全谷物、富含 ω-3 脂肪酸的鱼类，以及适量的坚果和种子等，可以帮助我们减少炎症并维持健康的生活方式。了解这些引发炎症的食物成分并减少摄入，是我们迈向更健康生活方式的重要一步。通过简单的饮食调整，我们不仅能够降低慢性炎症的发生风险，而且能提高生活质量，更加健康、积极地生活。

陈叶

8 营养支持治疗：肠内营养和肠外营养

对于炎症性肠病病友来说，营养支持治疗是疾病管理中不可或缺的一部分。炎症性肠病病友的营养支持治疗主要包括肠内营养（enteral nutrition, EN）和肠外营养（parenteral nutrition, PN）两种方式。

肠内营养是通过口服或经肠道途径（如鼻胃管或胃造瘘管）提供营养的方法。这种方法模拟了正常的消化吸收过程，有助于维持肠道功能和结构。通过肠内营养，可以保持肠道细胞的活力和肠道屏障的完整性。与肠外营养相比，肠内营养降低了感染和其他并发症的发生风险。肠内营养可以提供足够的能量和营养素，帮助病友改善营养状况。

肠内营养适用于大多数炎症性肠病病友,特别是那些仍能部分或全部通过消化道摄取食物的病友。它不仅可以作为主要的营养来源,还可以作为辅助治疗,帮助控制病情。

肠外营养是通过静脉注射的方式提供营养,绕过了胃肠道。这种方法适用于肠道功能受损或无法使用肠内营养的病友。对于无法通过肠道吸收营养的病友,肠外营养可以迅速补充所需的营养素。肠外营养允许医生精确控制病友的能量和营养素摄入。对于肠道受损的病友,肠外营养可以减轻肠道的负担,但使用过程也存在一些风险。比如,因为需要静脉输液,所以存在感染的风险。肠外营养长期使用可能导致肝脏负担增加。另外,肠外营养的成本通常比肠内营养高。肠外营养适用于胃肠道功能严重受损,或在急性发作期无法通过胃肠道摄取营养的炎症性肠病病友。

　　在使用营养支持治疗的过程中,应定期进行营养评估,以监测病友的营养状况和治疗效果。每个病友的营养需求不同,应根据病友的具体情况调整治疗方案。在治疗过程中,需要密切监测病友的反应,并根据需要调整营养支持方案。

　　在炎症性肠病病友的治疗中,肠内营养和肠外营养可以结合使用,以达到最佳的治疗效果。医生会根据病友的具体情况,制订个性化的营养支持计划。

乔宇琪

9 何时开始恢复饮食和恢复饮食的顺序

对于炎症性肠病病友,饮食管理是治疗过程中的重要一环。了解何时开始恢复饮食以及恢复饮食的顺序,对于控制病情、缓解症状具有重要的意义。

炎症性肠病病友的饮食恢复应根据病情的严重程度和医生的指导来决定。一般来说,在疾病活动期,病友的肠道炎症较重,应采取低渣、低纤维饮食,以减轻肠道负担,促进炎症消退。在病友的腹泻、腹痛等症状明显改善,肠道炎症得到控制后,可以尝试恢复饮食。此时,应从少量、清淡、易消化的食物开始,逐渐增加食物的种类和数量,避免一次性摄入过多的食物,以免加重肠道负担。在开始恢复饮食之前,病友应咨询主治医生或营养师的意见,根据个人病情和身体状况制订合适的饮食计划。在恢复饮食的过程中,病友需要密切监测身体对食物的反应;如有不适,应立即停止并向医生咨询。

开始时,病友应选择易消化、低纤维的清流质食物,如米汤、稀粥、果汁等。随着肠道适应性增强,可以逐渐过渡到半流质饮食,如土豆泥、鸡蛋羹等。如无明显不适,可进一步过渡到软食,如煮熟的蔬菜、瘦肉、面条等。若肠道适应性良好,可以逐渐增加食物的种类和量,实现均衡饮食,包括适量的蛋白质、碳水化合物、脂肪和膳食纤维等。在整个恢复过程中,应避免辛辣、油腻、高纤维等可能刺激肠道的食物。

恢复饮食的过程需要尊重个体差异,每位炎症性肠病病友的病情和对食物的耐受性不同,恢复饮食的计划应个性化。建议病友采取少食多餐的方式,避免一次性摄入过多食物而增加肠道负担。在医生或营养师的指导下,必要时可以通过应用营养补充剂来满足身体所需。饮食调整可能会带来心理压力,病友应寻求家人和朋友的支持,必要时可咨询心理专家。对于存在特定肠道结构异常的病友,如肠狭窄,开放饮食的种类选择应谨慎,需要严格遵循医生的建议。

炎症性肠病病友的饮食管理是一个长期且需要耐心的过程。通过合理的饮食调整和医生的专业指导,病友可以逐步改善症状,提高生活质量。

乔宇琪

10 免疫原性食物和炎症反应

在我们日常生活中，食物不仅仅是满足我们基本生理需求的来源，也与我们的健康，尤其是免疫系统无声地关联着。有些食物可以加强我们的免疫力，让我们更加强壮；而有些食物则可能引发炎症反应，对我们的健康构成威胁。了解免疫原性食物与炎症反应的关系，对于维护我们的健康至关重要。

简单来说，免疫原性食物是指那些能够触发人体免疫系统反应的食物。这种反应在一些人身上可能表现为过敏反应，这是因为他们的免疫系统将某些食物成分视为外来侵害者并试图将其排除。常见的免疫原性食物有牛奶、鸡蛋、花生、坚果、鱼、贝类、小麦和大豆等。

炎症反应是我们身体对伤害或感染的自然反应。短期炎症反应(如切伤感染后的红肿)对身体是有益的,可以帮助我们治愈和战胜感染。然而,长期或慢性炎症反应却可能导致多种健康问题,如心脏病、糖尿病和癌症等。某些食物,如加工食品、高糖食品和某些植物油,被发现可以促进慢性炎症反应的发生。

那么,免疫原性食物与炎症反应之间是怎样的关系呢? 一个人进食其过敏的食物后,就会触发免疫系统产生过敏反应,这是一种急性炎症反应。而某些食物,即使不是免疫原性食物,也可能促进慢性炎症反应的发展。例如,高糖食品和精制碳水化合物可提高血糖和胰岛素水平,进而触发炎症反应。

有趣的是,我们饮食中的一些选择可以帮助我们减少炎症反应。例如,富含 ω-3 脂肪酸的食物(如沙丁鱼、鲑鱼和亚麻籽等)被证明可以减少炎症反应。含抗氧化剂丰富的食物,如蓝莓、橄榄油和绿茶,也可以帮助减轻身体的氧化压力和炎症反应。

许多研究也支持这些发现。例如,发表在《美国心脏协会杂志》上的一项研究结果表明,富含 ω-3 脂肪酸的饮食可以显著降低心脏病的发生风险。另也有研究发现,地中海饮食,一种以植物为基础、富含抗氧化剂的饮食,可以显著降低炎症标志物水平。然而,我们在选择食物时也需要谨慎。即使是健康食品,也可能对某些人产生免疫原性反应。例如,有些人可能对花生产生严重过敏反应,而有些人则对海鲜过敏。因此,了解自己的身体,了解哪些食物适合自己,哪些不适合,是非常重要的。

简单的改变,比如增加蔬菜和水果的摄入,减少加工食品和高糖食品的消费,可以对我们的健康产生显著的积极影响。通过选择抗炎食物,我们不仅能够提高自身免疫力,还可以减少慢性炎症反应的发生,从而保护自己免受许多慢性疾病的侵害。

总之,我们的饮食选择对健康有着深远的影响。通过了解免疫原性食物与炎症反应之间的关系,我们可以选择对我们有益的食物,更好地保护自己的健康。记住,健康的饮食不仅是为了避免疾病,更是为了提高生活质量。因此,让我们在日常生活中做出明智的饮食选择,为自己和家人营造更健康的未来。

陈叶

11 什么是食物不耐受、食物过敏、食物敏感？怎么区别？

在我们与食物的复杂关系中，有三个词经常会让人困惑——食物不耐受、食物过敏和食物敏感；在炎症性肠病患者尤其如此。这三个词虽然听起来像是一家人，但实际上它们各有不同的特点。了解它们的区别，对于我们正确处理食物反应和维护身体健康是至关重要的。接下来，让我们用轻松的方式来探索这三个词的含义及差异。

● 什么是食物不耐受？

想象一下，你和朋友外出享受美食，餐后却感到腹部不适，这可能就是食物不耐受给你的"友好招呼"。食物不耐受，简单来说，是指消化系统对某些食物或食物成分的处理能力不佳。这可能是因为体内缺乏某种酶，比如乳糖不耐受，就是因为体内缺乏分解乳糖的乳糖酶。食物不耐受的反应可能有腹痛、腹泻或胀气等，但通常不会危及生命。

● 什么是食物过敏？

食物过敏是更加严重的一种情况，其涉及身体的免疫系统。当遇到过敏原时，免疫系统可能会过度反应，将其视为重大威胁并启动攻击。这种反应可以迅速发生，有时甚至危及生命。以花生过敏为例，有些人仅仅摄入极少量的花生就可能引发严重的反应，如呼吸困难、喉咙肿胀，甚至过敏性休克。在这种情况下，免疫系统的"好心"（保护身体）可能导致坏结果（过敏反应）。

● 食物敏感又是怎样一种现象?

食物敏感是较为广泛且不太明确的一个概念,它包括了对食物的轻微不适感,这种不适感既可能与免疫系统有关,也可能仅仅是消化系统的问题。食物敏感可能导致的症状包括但不限于头痛、皮肤问题或轻微的消化不适等。

例如,有些人在食用含有单宁的红酒后可能感到头痛。这种情况不一定涉及免疫反应,但确实表明了身体对特定食物成分具有敏感性。

如何识别和应对它们呢? 对于那些经历食物不耐受、食物过敏或食物敏感的人来说,首要任务是识别问题食物。识别过敏原的有效方法有:保持记录食物日记,进行消除饮食试验,或者通过医生进行皮肤刺激测试或血液测试等。理解和区分这些词有助于我们更好地管理自己的饮食,也能帮助我们与医生更有效地沟通,找到最佳的解决方案。无论是通过饮食调整、服用药物,还是通过免疫疗法,正确诊断都是采取正确行动的关键。

● **形象例子**

让我们通过一个例子来形象化这三者的区别:假设一个人吃了一块奶酪蛋糕。如果他是乳糖不耐受的,那么几个小时后可能会感到肚子胀气或不适;如果是对奶酪中的某种蛋白质过敏,那么可能很快就会出现皮疹或呼吸困难;而如果对奶酪蛋糕敏感,则可能会感到轻微的不适,但可能不那么容易确定具体的原因。

总之,食物不耐受、食物过敏和食物敏感在生活中可能会给我们带来一些麻烦,而了解它们的区别和原因可以帮助我们更好地管理这些状况。通过与医生合作,我们可以识别具体的食物问题,采取相应的饮食调整,以确保身体健康和生活质量。最重要的是,我们需要记得,每个人的身体都是独一无二的,了解自己,尊重身体的信号,是享受健康饮食生活的关键。

陈叶

12 益生菌类食品、益生菌的服用和消化不良

　　益生菌是指对宿主有益的活性微生物，通常存在于一些发酵食品中，如酸奶、酸菜和腐乳等。它们也可以以补充剂的形式出现。益生菌能够帮助维持肠道菌群平衡，从而促进消化健康和增强免疫功能。炎症性肠病病友常面临消化不良的问题，如腹痛、腹泻、便秘等。适量摄入益生菌类食品有助于改善炎症性肠病病友的肠道环境，促进康复。

　　益生菌有助于维持肠道微生物群的多样性和稳定性，能够增强肠道上皮细胞的紧密连接，减少炎性因子的渗透，可以调节宿主的免疫反应，减轻炎症。一些益生菌有助于分解食物，增强营养吸收，缓解消化不良问题。

在选择益生菌时,应根据自己的实际情况选择合适的产品。针对炎症性肠病病友的一些益生菌,如布拉氏酵母菌、双歧杆菌等,可能更适合炎症性肠病病友服用。益生菌对胃酸很敏感,因此,应避免空腹服用,以免胃酸过多而破坏益生菌。最好在餐后30～60分钟服用益生菌,此时胃酸分泌较少,有利于益生菌存活和发挥作用。益生菌对高温敏感,因此,在冲泡益生菌制剂时,应使用温水(水温不超过40℃),避免高温对益生菌活性的破坏。虽然益生菌一般被认为对肠道健康有益,但并非所有人都适合使用。对于一些炎症性肠病病友,益生菌也可能引发或加重消化不良症状,如腹胀、腹泻和胃痛等。如果出现这些症状,建议立即停止服用,并咨询医生。

常见的益生菌食品有酸奶、酸菜、腐乳和豆豉等。酸奶中含有乳酸菌,有助于改善肠道健康。发酵蔬菜,如酸菜、泡菜,含有有益的发酵细菌。味噌和纳豆为日本传统食品,富含益生菌。每个病友对益生菌的反应不同,应根据个人情况进行选择,也可咨询医生。

益生菌可以帮助调节肠道运动,减少便秘或腹泻的发生。其通过减少肠道炎症,减轻炎症性肠病症状;改善肠道环境,促进营养素吸收;通过促进肠道蠕动,增强肠道的消化吸收能力,从而改善消化不良症状。然而,需要注意,益生菌并不是万能的,它不能替代药物治疗炎症性肠病。对于炎症性肠病病友来说,综合治疗是关键。每个病友的情况都是独特的,在开始任何新的补充剂或饮食计划之前,都建议咨询医生或其他专业人员。

乔宇琪

13 炎症性肠病通常累及哪些部位？不同部位受累分别对哪些营养吸收造成影响？

炎症性肠病主要包括克罗恩病和溃疡性结肠炎两种类型。这两种疾病影响的肠道部位不同，因此对营养吸收的影响也各不相同。

克罗恩病可以影响消化道的任何部分，从口腔到肛门，但最常见的是小肠的最后一部分（回肠）和结肠的开始部分。所影响的营养吸收具体包括以下几个方面。

小肠是营养物质吸收的主要场所。当克罗恩病影响小肠时，可能会导致蛋白质、脂肪、维生素（尤其是维生素 B_{12}）、铁和其他矿物质的吸收不良等。

回肠是维生素 B_{12} 和胆盐的吸收地，因此回肠受损会影响这些物质的吸收。维生素B_{12}缺乏可导致贫血,而胆盐吸收不良会导致脂肪和脂溶性维生素(A、D、E、K)吸收减少。

溃疡性结肠炎主要影响大肠,尤其结肠。虽然结肠主要负责水分的吸收,并不是营养吸收的主要场所,但结肠炎症仍然可以导致一些营养相关问题,如:水分和电解质失衡——结肠炎症会导致水分和电解质(如钠、钾)吸收受阻,引起腹泻和脱水。炎症的全身效应:虽然炎症对营养吸收的直接影响较小,但可以导致食欲减退、增加营养需求,从而间接影响营养状态。

这些营养吸收问题会造成不少不良影响。例如,①脂肪吸收不良(脂肪泻):尤其当克罗恩病影响小肠时,会导致脂肪和脂溶性维生素(A、D、E、K)吸收受阻。②贫血:这是由铁、叶酸和维生素B_{12}吸收不良,以及慢性失血造成的。③钙和维生素D吸收不良:可能导致骨骼问题,如骨质疏松症。④蛋白质损失:特别是克罗恩病严重影响小肠时,可能导致蛋白质缺乏。

针对炎症性肠病病友特定的营养吸收障碍问题,我们根据发病部位给出如下具体建议。

克罗恩病病友(小肠和结肠受影响)

◇ 针对脂肪吸收不良:建议采用中链脂肪酸替代部分长链脂肪酸。因为中链脂肪酸不需要胆盐就能被吸收,可以减轻脂肪泻的症状。避免高脂肪食物,特别是在疾病活动期。

◇ 针对维生素和矿物质缺乏(如铁、维生素 B_{12},及脂溶性维生素 A、D、E、K):定期检查相关营养素水平,必要时进行补充。维生素 B_{12} 可能需要通过注射给药。增加含有这些营养素的食物摄入,或通过补充剂来补充。

◇ 针对蛋白质损失:确保蛋白质摄入充

足,特别是植物和动物蛋白质的良好组合,以支持身体修复和免疫功能。

溃疡性结肠炎病友(主要结肠受影响)

◇ 水分和电解质补充:由于可能发生腹泻和水分丢失,所以重点关注水分和电解质(特别是钾和钠)的补充。

◇ 摄入高能量、易消化的食物:在症状加重期,选择易于消化和吸收的食物,如熟蔬菜、果汁(无果渣)、白米和瘦肉等,以减轻结肠的负担。

◇ 避免刺激性食物:减少或避免摄入可能引起症状加剧的食物,如咖啡、酒精、辛辣食品和高纤维食品等。

通用的建议

分散餐食可以帮助减轻消化系统的负担,特别是在症状加重时。关注整体营养状态,必要时咨询营养专家,进行个性化的营养补充和饮食调整。记录食物和症状日记,跟踪食物摄入和相关的身体反应,有助于识别并避免那些可能加剧症状的食物。炎症性肠病病友应与医疗团队(包括临床营养医师)紧密合作,以制订最适合自己的营养管理计划,旨在控制症状、改善营养状态和提高生活质量。

陈叶

14　禽畜肉、蔬菜、水果和脂肪的选择

炎症性肠病病友的饮食对于病情管理至关重要。合理选择食物可以帮助减轻症状、减少炎症并促进健康。

禽畜肉是优质蛋白质的重要来源，应选择低脂肪、高蛋白质的禽畜肉类，如鸡胸肉、鸽子肉等，它们富含蛋白质，有助于修复肠道组织。避免加工类肉品，如香肠、火腿等，因为它们含有添加剂和防腐剂，可能加重肠道炎症。对于溃疡性结肠炎病友，建议红肉也要减少或避免食用。油腻或油炸的肉类易引起腹泻和腹胀，炎症性肠病病友应尽量避免食用。推荐采用蒸、煮、炖等烹饪方式，减少油脂摄入。

水果富含维生素、矿物质和膳食纤维等，

是维生素和抗氧化剂的重要来源,但高纤维水果可能会导致肠道不适,因此食用水果时需要去皮。应选择苹果、梨、香蕉等常见水果,避免选择易引起过敏或高酸、刺激的水果,如杧果、柠檬。

蔬菜富含维生素、矿物质和膳食纤维等,对健康也是至关重要的。然而,高纤维蔬菜可能加重炎症性肠病症状,如西兰花、卷心菜等,它们可能加重肠道负担。因此,存在肠狭窄等肠道结构异常的病友尤其应避免食用高纤维蔬菜;而应选择易消化的蔬菜,如南瓜、胡萝卜和菠菜等,它们含有丰富的维生素和矿物质。

脂肪是维持身体健康的必需营养素,但炎症性肠病病友需要注意脂肪的来源和摄入量。富含不饱和脂肪酸的植物油(如橄榄油、亚麻籽油等)、鱼油是较好的脂肪来源,它们含有单不饱和脂肪酸或 $\omega-3$ 脂肪酸,有助于减少炎症。并且,建议从新鲜食物中获取单不饱和脂肪酸或ω-3脂肪酸,而不推荐从保健品中获取。避免反式脂肪酸及饱和脂肪酸的过量摄入,如油炸食品、快餐等,因为它们可能引起肠道炎症反应,增加心血管疾病的发生风险。

炎症性肠病病友应保持均衡饮食,摄入足够的蛋白质、碳水化合物、脂肪、维生素和矿物质等。多样化饮食有助于保证营养均衡摄入。病友可以尝试不同种类的食物,并根据自己的耐受情况进行调整。不同病友的病情和营养需求可能存在差异,病友们应在医生或营养师的指导下制订个性化的饮食计划。

乔宇琪

二十碳五烯酸、二十二碳六烯酸可以抑制炎症吗?

二十碳五烯酸(EPA)和二十二碳六烯酸(DHA)是ω-3脂肪酸的两种主要形式,它们被发现存在于某些海洋生物中,如深海鱼类和海藻等。这两种脂肪酸被认为对心血管健康、大脑发育以及调节炎症反应是至关重要的。慢性炎症与多种健康问题相关,包括心血管疾病、关节炎、肠道疾病等。

研究表明,摄入足够的二十碳五烯酸和二十二碳六烯酸,可以帮助减轻炎症性肠病病友的症状,并可能降低疾病的发作频率和严重程度。二十碳五烯酸和二十二碳六烯酸的作用:①可以通过减少炎症介质的释放来抑制炎症;②可以降低前列腺素 E_2 和白三

烯 B_4 等促炎介质水平,同时增加一些抗炎介质(如白三烯 E_3)的水平,从而平衡炎症反应;③可以影响免疫细胞功能,包括调节 T 细胞、巨噬细胞和树突状细胞等;④可以调节细胞信号传导、细胞因子产生和免疫细胞的活性,从而减轻炎症反应;⑤有助于维持肠道屏障的完整性和功能;⑥可以增强肠道黏膜的抗炎性,减小肠道黏膜的通透性,并促进肠道黏膜修复和再生,从而减轻外来致病菌和毒素对肠道的损害;⑦可以通过调节特定基因的表达来影响炎症反应;⑧可以影响炎症相关基因的转录和翻译过程,从而降低细胞的炎症反应,调节细胞的抗炎功能。

可见,二十碳五烯酸和二十二碳六烯酸是对抗慢性炎症的强大武器,对炎症性肠病病友尤有一定帮助。可以通过调整饮食,增加这些物质的摄入,来对抗炎症反应。

那么在日常饮食中如何增加二十碳五烯

酸和二十二碳六烯酸的摄入量呢？以下是一些简单的饮食指导。

　　◇ 食用一定量的深海鱼类：如三文鱼、鳕鱼、沙丁鱼和鲭鱼等，这些鱼类富含二十碳五烯酸和二十二碳六烯酸。然而，需要注意很大一部分炎症性肠病病友对海鲜不耐受。建议对海鲜不耐受的病友不要食用深海鱼类。

　　◇ 选择富含 ω-3 脂肪酸的食物：除鱼类外，某些食物也含有丰富的 ω-3 脂肪酸，如亚麻籽、核桃和大豆等。这些植物性食物中含有少量 α-亚麻酸（ALA）。α-亚麻酸是一种 ω-3 脂肪酸，可在体内转化为二十碳五烯酸和二十二碳六烯酸。值得重视的是，这些食物往往油脂较多，建议适量食用。

　　◇ 食物补充剂：如果饮食无法提供足够的二十碳五烯酸和二十二碳六烯酸，可以考虑 ω-3 脂肪酸的补充剂。当然，确切的剂量和效果可能存在个体差异,同时也取决于炎症的类型和严重程度。

陈叶

16 肠道炎症和肠道免疫力

　　肠道被认为是免疫系统最重要的部分之一,因为它需要保护机体免受来自外部环境的致病微生物和有害物质的侵害。免疫系统在肠道中形成一道"屏障",通过识别和清除有害物质来保持肠道健康。然而,当这种平衡被打破时,免疫系统可能会对肠道中的正常微生物产生异常反应,导致炎症性肠病等疾病的发生。

　　在肠道免疫力方面,肠道微生物群(肠道菌群)对于维持肠道免疫平衡是至关重要的。它们可以调节免疫细胞的活性,影响免疫细胞的分化和功能,并产生对免疫系统有益的一些代谢产物。一旦肠道微生物群失衡,可能导致免疫系统被异常激活,从而引发肠道炎症。有些炎症性肠病病友会使用某些免疫调节剂来治疗肠道炎症,其作用机制涉及调节免疫系统的活性和炎症反应。这些药物可以通过抑制过度活跃的免疫反应,减轻肠道组织的炎症程度。然而,长期使用免疫调节剂可能影响免疫系统的正常功能,因此在使用时需要注意谨慎监测。另外,过度消毒和过度使用抗生素也都有可能破坏肠道微生物群的平衡,减少有益菌的数量,从而减弱肠道免疫力。

在维持肠道免疫平衡方面,饮食也起着重要的作用。有研究表明,饮食中含有足够的纤维、益生菌和预生菌等成分,可以促进肠道微生物群健康,从而增强肠道免疫力。此外,一些抗炎食物,如富含 ω-3 脂肪酸的鱼类及富含抗氧化物的水果和蔬菜,也有助于减轻肠道炎症。

那么炎症性肠病的发病到底是因为肠道

免疫力太强还是太弱呢？炎症性肠病的发病涉及多种因素，包括遗传、环境、免疫系统和肠道微生物群等。然而，炎症性肠病的发病一般与肠道免疫系统的异常激活和失调有关，而非简单的肠道免疫力过强或过弱。炎症性肠病病友的肠道免疫系统通常异常活化，即免疫系统对肠道内部环境的正常微生物群或食物等产生过度反应，导致慢性炎症反应和肠道组织损伤。这种异常的免疫反应可能涉及免疫细胞异常激活、炎症介质过度产生以及肠道黏膜屏障受损等。因此，炎症性肠病通常被认为是免疫系统对肠道内部环境失去了正常调控，而导致炎症反应和组织损伤。这并不意味着肠道免疫力过强或过弱，而是其调节机制失衡，导致炎症性反应失控。在治疗炎症性肠病时，目标通常是通过调节免疫系统的活性，减轻炎症反应，并维持肠道正常功能。其措施包括使用免疫调节剂和抗炎药物、改变饮食习惯以及维持肠道微生物群平衡等。

另外,通过合理的饮食调节,也可以增强炎症性肠病病友肠道免疫力,减轻炎症反应,提高生活质量。比如:①限制饮食中的糖分和精制碳水化合物。糖分和精制碳水化合物过多摄入可能会促进有害菌群生长,从而降低肠道免疫力。②减少饱和脂肪酸与反式脂肪酸的摄入。高脂肪饮食可能会影响肠道微生物群平衡,从而降低肠道免疫力。③避免过多食用加工食品,加工食品摄入过多可能导致添加剂和防腐剂摄入过多,而对肠道微生物群产生不利影响。④增加益生菌、益生元和抗炎食物的摄入。富含ω-3脂肪酸的鱼类、坚果和种子、橄榄油等,以及富含抗氧化物质的水果和蔬菜,都是良好的选择。

总的来说,肠道健康与人整体健康密切相关,通过维护和改善肠道免疫力,可以预防和治疗许多与肠道相关的疾病,提高病友生活质量。因此,我们应该重视肠道健康,从日常生活中的点滴做起,为肠道健康保驾护航。

陈叶

17 炎症性肠病缓解期病友的饮食规划,营养物质平衡

炎症性肠病病友在缓解期,即症状减轻或消失的时期,可以通过合理的饮食规划和营养物质平衡,来帮助维持病情稳定,提高生活质量。

在缓解期,炎症性肠病病友的肠道炎症有所缓解,但仍需注意饮食,以避免诱导复发。良好的饮食规划有助于:①提供足够的营养,满足身体需要;②促进肠道健康,减轻炎症;③预防营养不良和相关并发症。

炎症性肠病缓解期病友需要均衡摄入营养。蛋白质帮助修复肠道组织,促进愈合。维生素和矿物质帮助维持正常的生理功能,特别是维生素 D 和钙对骨骼健康至关重要。

适量摄入膳食纤维,有助于肠道健康,但需根据个人情况调整,存在肠狭窄的病友应避免膳食纤维的摄入。摄入健康脂肪,提供能量,减少炎症。

蛋白质是修复受损组织和维持免疫功能的重要营养素。炎症性肠病病友在缓解期应适当增加蛋白质摄入,并优选易消化的蛋白质来源,如瘦肉、鸡蛋、豆制品(如豆腐)等。

碳水化合物是主要的能量来源,但应避免高纤维食物,以减轻肠道负担。建议选择精制谷物(白米、白面包)、去皮蔬菜(如胡萝卜、南瓜)等。

适量的健康脂肪对身体是必不可少的,但应避免高脂肪食物,尤其是饱和脂肪酸与反式脂肪酸。推荐食物来源的鱼油、橄榄油、亚麻籽油、牛油果等。

炎症性肠病病友常有维生素和矿物质缺乏,如维生素D、维生素B_{12}、铁、钙和锌等。建议通过饮食和补充剂来确保充足摄入。

　　每名炎症性肠病病友的敏感食物不同，应通过记录饮食日记和逐步排除法找到个人的诱发食物。常见的疾病诱发食物包括辛辣刺激食物、高脂肪食物、深加工食品等。少食多餐有助于减轻肠道负担和消化不适。建议每天进食5～6餐，而非早、中、晚3餐。充足的水分摄入对于炎症性肠病病友来说也尤为重要，可以预防便秘和保持电解质平衡。

　　每名炎症性肠病病友的情况不同，应根据个人的需求、耐受性和病情变化，定期与医疗团队沟通，调整饮食计划。

乔宇琪

18 炎症性肠病缓解期病友营养过剩、肥胖和体重过大问题的应对

在炎症性肠病缓解期,病友可能会面临营养过剩、肥胖和体重过大的问题,这些问题不仅影响病友的生活质量,还可能增加疾病复发和心脑血管疾病发生的风险。10年前,爱尔兰的一项研究发现,炎症性肠病病友的肥胖发生率与普通人群接近。但日本的数据显示,肥胖在亚洲炎症性肠病病友中并不多见,但近几年随着炎症性肠病患病人数增多,缓解期病友增加,肥胖的情况也逐渐增多。

炎症性肠病病友常常需要增加营养摄入,以促进肠道修复及补充因疾病造成的营养流失。然而,在炎症性肠病缓解期,如果摄入的营养超过身体所需,就可能导致营养过

剩和肥胖。肥胖不仅增加心血管疾病、糖尿病等慢性疾病的发生风险,还有可能影响炎症性肠病的治疗效果,增加疾病复发率。

炎症性肠病病友在肥胖和体重管理方面的策略与普通人群相似。首先,要合理规划饮食,确保摄入足够的蛋白质、脂肪、碳水化合物、维生素和矿物质等,同时避免过多摄入糖分和加工食品。根据个人情况计算每日所需热量,并控制总热量的摄入。除存在肠狭窄的炎症性肠病缓解期病友外,其他缓解期病友应增加膳食纤维的摄入,这有助于改善肠道功能和预防便秘。富含膳食纤维的食物,如蔬菜、水果和全谷类等,是不错的选择。少量多餐是一种有效的方法,将一日三餐改为一日 5～6 餐,每餐食量适中,有助于减轻肠道负担,促进营养吸收。适量运动也是关键。适当运动不仅能控制体重,而且能提高心肺功能和增强免疫力。病友可以选择适合自己的运动方式,如散步、慢跑或瑜伽等,并循序渐进,避免过度劳累。此外,定期监测体重和营养状况,以便及时调整饮食和运动计划。如果体重持续增加或出现其他营养问题,应及时就医,向专业医生咨询。心理调适也是重要的一个方面。炎症性肠病病友常常面临心理压力和焦虑情绪,这些可能影响食欲和饮食习惯。因此,应积极调整心态,乐观向上,必要时可寻求心理咨询师的帮助。

虽然在缓解期,炎症性肠病病友的生活质量得到了显著改善,但营养过剩、肥胖和体重过大可能带来新的问题。通过科学的饮食管理、适量的运动和心理支持,病友可以更好地控制体重,降低并发症的发生风险,提高生活质量。

乔宇琪

19 炎症性肠病病友围手术期鼻饲肠内营养的要点

在炎症性肠病病友的围手术期,营养支持尤为重要。其中,鼻饲肠内营养发挥了重要的作用,这是因为术前术后的肠道功能往往受到影响,病友的消化吸收能力下降。通过鼻饲,将营养物质直接输送到肠道,可以确保病友获得足够的能量和营养支持,促进术后恢复。

炎症性肠病病友在围手术期选择肠内营养,而不是口服或肠外营养,主要基于以下几方面原因:①肠内营养可以最大限度地保留肠道功能。在营养消化和吸收的过程中,肠道功能是至关重要的,维持肠道内的正常菌群平衡、促进肠道黏膜健康和免疫功能的发挥。②通过肠内营养,可以避免肠道功能的废用性萎缩,帮助病友更快恢复。③肠内营养相对于肠外营养更为安全。肠外营养需要通过静脉输液方式提供,增加了感染、血栓等并发症的发生风险。而肠内营养则通过胃肠道提供营养,减少了这些风险的发生。④肠内营养可以更好地模仿自然的食物摄入方式,促进肠道蠕动和消化液分泌,有助于整体消化系统的健康。由于病友在围手术期可能存在食欲不振、吞咽困难或消化吸收功能不全等问题,口服营养往往不能满足其营养需求,所以采用肠内营养的方式。

常见的肠内营养制剂含有蛋白质、碳水化合物、脂肪、维生素和矿物质等基础营养成分。有些制剂中的蛋白质含量相当于每天吃200克红肉或白肉,而其中的维生素和微量元素则相当于多种蔬菜水果的组合。例如,一份肠内营养制剂可能含有相当于3个橙子的维生素 C、2 根胡萝卜的维生素 A 和 1 把菠菜的铁元素。热量的摄入量需根据病友的具体情况而定，一般建议每天在 20～35 千卡/千克，既能满足身体需要，又不过量。围手术期病友常常缺乏蛋白质、维生素和微量元素等，这是由炎症、消化吸收障碍以及术前禁食等造成的。

对于一名成年病友来说，这些热量和营养素通常足以满足术后伤口愈合的需求。伤口愈合需要充足的能量、蛋白质和维生素等，特别是维生素 C 和锌，这些在肠内营养制剂中都有较高含量。肠内营养制剂只要设计合理并符合病友的具体需求，其所提供的营养可以有效支持术后康复和伤口愈合。

总之，在炎症性肠病病友围手术期，科学合理的肠内营养支持是至关重要的，既能确保病友在术前术后的营养需求，又能促进康复，为治疗效果提供有力保障。通过选择合适的肠内营养制剂和方法,可以帮助病友更好地渡过手术期,取得更好的治疗效果。

陈叶

20 生酮饮食、地中海饮食、低短链碳水化合物（低FODMAP）饮食等

生酮饮食是包含低碳水化合物、高脂肪和适量蛋白质的一种饮食方式。它的主要原理是通过限制碳水化合物的摄入，迫使身体进入酮症状态，从而将脂肪作为主要的能量来源。在生酮饮食中，碳水化合物的摄入量通常被控制在50克之内，同时增加脂肪和蛋白质的摄入量。这种饮食方式可以促进身体燃烧脂肪，产生酮体，为大脑和身体提供能量。生酮饮食可能对某些人群有一定的益处，例如减肥和控制糖尿病的人群。然而，生酮饮食也存在一些潜在的风险，需要注意一些事项。①营养不均衡：由于限制了某些食物的摄入，可能导致营养不均衡，发生某些维

生素和矿物质缺乏等。②适应期不适：在生酮饮食初期，可能会出现头痛、乏力、便秘等不适症状。

生酮饮食中常见的食物有：①肉类，如牛肉、鸡肉、猪肉等；②鱼类，如三文鱼、鳕鱼、金枪鱼等，但是部分病友对海鱼不耐受；③蛋类，如鸡蛋、鸭蛋等；④高脂肪乳制品，如黄油、奶酪、奶油等；⑤坚果和籽类，如杏仁、核桃、腰果、南瓜籽等；⑥油脂，如橄榄油、椰子油、鳄梨油等；⑦非淀粉类蔬菜，如菠菜、花椰菜、西兰花、黄瓜、番茄等。从这些食物来看，生酮饮食不完全适合炎症性肠病病友，部分病友对海鱼、高脂肪乳制品、坚果和籽类、花椰菜、西兰花、番茄等不耐受较为明显，因此这些食物不是很适合炎症性肠病病友。

欧洲炎症性肠病营养治疗指南一般为欧洲的炎症性肠病病友推荐地中海饮食，其主要原因是地中海饮食中的脂肪和蛋白含量明显低于欧洲传统饮食。地中海饮食以植物为中心，强调多种谷物、水果和蔬菜。其主要的脂肪来源有鱼、橄榄油、坚果和植物种子（如芝麻）等。优质蛋白质来源有低脂肪乳制品、家禽、鱼、贝类、豆类等。饱和脂肪酸含量较高的肉类（即红肉），消费数量要低得多。2021年一项研究表明，对于轻度至中度克罗恩病成年病友，地中海饮食与特定碳水化合物饮食具有相似的效果。不仅对炎症性肠病，地中海饮食还被证明可以降低心血管疾病的发病率等。但是，地中海饮食不一定适合我国人群。地中海饮食中的脂肪和蛋白含量仍然明显高于我国传统饮食；而地中海地区炎症性肠病的发病率也明显高于我国。

特定碳水化合物饮食是营养全面的一种无谷物饮食，主要特点是含有低蔗糖和乳糖。它限制了所有难以消化的碳水化合物，只用那些易分解的碳水化合物。可以作为特定碳水化合物饮食成分的有无添加的肉类和调味品（白醋、苹果酒和芥末）、无糖咖啡、茶、坚果、黄油和果汁、低乳糖乳制品、非淀粉类蔬菜等，比如山药就不行。不允许食用的食物有谷物和谷物产品、用高果糖玉米糖浆制成的糖果或食品、高乳糖乳制品、淀粉类蔬菜、糖（除蜂蜜外）等。有些学者认为这些食物会助长肠道中的"坏"细菌，因此避免食用这些食物有助于"好"细菌的生长。目前还没有大规模研究证明其对炎症性肠病有益。整体来看，特定碳水化合物饮食与地中海饮食的效果相似。

　　低短链碳水化合物（低FODMAP）饮食主要指饮食含有低发酵低聚糖、双糖、单糖和多元醇，同时避免食用麸质，主要是谷物。低短链碳水化合物饮食可以减少消化道有害微生物群，并减少短链脂肪酸丁酸酯的产生。而丁酸酯是肠道上皮健康的关键营养素。因此，关于这种饮食对炎症性肠病病友是否有益，尚有争议。低短链碳水化合物饮食病友所减少的微生物往往是与内镜和临床缓解有关的有益微生物。对于炎症性肠病并伴有类似肠易激综合征症状的病友，也许可以试试低短链碳水化合物饮食。

克罗恩病排除饮食（Crohn's disease exclusion diet，CDED）是旨在限制可能对微生物组产生不利影响或改变肠道屏障功能的食物的一种饮食方式。饮食测试分三个阶段进行，每个阶段为期6周，其中包括部分肠内营养（口服或鼻饲）。

阶段 1：摄入鱼、鸡胸肉和鸡蛋；允许食用大米、凉土豆、西红柿、洋葱、大蒜、生姜、橄榄油和菜籽油等；限量食用黄瓜、胡萝卜、菠菜、生菜、香蕉、苹果、牛油果、草莓、甜瓜和橙汁等。

阶段 2：阶段1食物＋金枪鱼、全麦面包、燕麦、山药和红辣椒等；在第10周后开始进食某些蔬菜、豆类、豌豆、萝卜和芹菜萝卜（欧洲常见）等。

阶段 3——维持阶段：阶段 1 和 2 食物＋（如果耐受，可以进食）海鲜、鸡蛋、可可、咖啡、谷物、一些乳制品和酒精等。

对于轻度至中度克罗恩病且发作时间短的病友，克罗恩病排除饮食可能值得尝试。相比于 100% 液体性质的肠内营养，允许进食一些固体食物，可能提高病友的接受度。但是这种方法对我国病友还不完全适合，国外很多常用的饮食方式不适合中国人。

我国炎症性肠病病友的饮食模式还是以清淡、柔软、减少可能的不耐受为主，要采用淮扬菜和粤菜的烹饪模式。

沈骏

21 炎症性肠病日常饮食范例一组

● 早餐

山药红枣粥:山药30克,红枣5颗,大米50克,煮粥。

鸡蛋羹:鸡蛋1个,打散后加水蒸熟。

蔬菜沙拉:生菜、黄瓜、番茄、胡萝卜等蔬菜,加少许橄榄油和醋拌匀。

● 午餐

清蒸鱼:鱼100克,加葱姜蒜蒸熟。

鸡肉丸子汤:鸡肉50克,剁碎后制成丸子,加蔬菜煮成汤。

米饭:50克。

◉ **晚餐**

蔬菜豆腐汤：豆腐 50 克，蔬菜适量，煮成汤。

瘦肉炒青菜：瘦肉 50 克，青菜适量，炒熟。

红薯：50 克。

沈骏

22 增强免疫力的食物对炎症性肠病病友的利与弊

　　部分食物可能会增强免疫力,但也可能因免疫原性而导致过敏反应。免疫原性是指食物中某些成分能够引发免疫系统的反应。富含维生素 C 的食物有橙子、柠檬、草莓、猕猴桃等。维生素 C 是一种抗氧化剂,能够中和自由基,减少氧化应激对身体的损害,有助于提高免疫力。它还可以促进白细胞的生成和功能发挥,增强免疫细胞的活性,从而提高免疫力。富含维生素 D 的食物有鱼肝油、蛋黄、乳制品等。维生素 D 可以调节免疫细胞的基因表达,增加抗菌肽的合成,提高免疫细胞对病原体的防御能力;还可以抑制炎症反应,减少过度免疫反应对身体的损害。富含锌的食物有牡蛎、瘦肉、豆类、坚果等。锌是许多酶的组成部分,参与免疫细胞的发育、增殖和功能发挥,对于维持免疫系统的正常功能是至关重要的;可以促进免疫细胞的活性和功能发挥,增强免疫细胞对病原体的吞噬和杀伤能力;还可以调节细胞因子的产生,维持免疫平衡。富含蛋白质的食物有鸡肉、鱼肉、蛋类、豆类等。蛋白质是身体的重要组成部分,也是免疫细胞和抗体的基本构建材料,是身体修复和免疫细胞生成所必需的。摄入足够的蛋白质可以支持免疫系统的正常运转。蛋白质提供了氨基酸,后者是合成免疫细胞和抗体所必需的。蛋白质还可以促进免疫细胞的增殖和分化,增强免疫反应。深色蔬菜如菠菜、西兰花、胡萝卜等,富含抗氧化剂和营养素,有助于提高抵抗力;其中富含的维生素、矿物质、膳食纤维和抗氧化剂等对于免疫系统的正常功能是至关重要的,如维生素和矿物质可以支持免疫细胞的功能,膳食纤维有助于维持肠道健康,而抗氧化剂可以减少自由基对身体的损害,从而增强抵抗力。坚果和种子类含有健康的脂肪、蛋白质和维生素 E 等,对免疫系统有积极影响,有助于增强免疫力。其中,健康脂肪可以提供能量支持免疫系统的功能;维生素 E 是一种抗氧化剂,可以保护免疫细胞免受氧化损伤。全谷类食物如全麦面包、糙米等,富含膳食纤维、维生素和矿物质,有助于维持肠道健康和免疫系统的正常功能。

需要注意的是,食物对抵抗力的增强作用是综合的,并且可能存在个体差异。此外,健康的生活方式,如充足的睡眠、适度的运动和减轻压力等,对于维持免疫系统的健康也是非常重要的。炎症性肠病病友最好在医生或营养师的指导下进行饮食规划。对于有些病友,部分增强抵抗力的食物中的成分可能会引发过敏反应。过敏反应的症状包括皮肤瘙痒、红肿、呼吸道症状（如哮喘、咳嗽）、消化系统问题（如腹痛、腹泻）等。有些食物虽然在某种程度上可能会增强抵抗力，但是也可能引发过敏反应，导致食物不耐受或炎症性肠病复发等。牛奶中的蛋白质，如酪蛋白和乳清蛋白，是常见的过敏原。免疫系统将这些蛋白质误识别为外来入侵者，产生抗体并引发过敏反应，可能导致消化系统症状，如腹痛、呕吐、腹泻等。鸡蛋中的过敏原主要是卵白蛋白和卵类黏蛋白。免疫系统对这些蛋白质产生过度反应。消化系统不耐受的具体表现有腹泻等。大豆中的某些蛋白质，如大豆球蛋白和β-伴大豆球蛋白，可引起免疫系统异常反应，导致腹痛、腹胀、腹泻等症状；对于小麦中的蛋白质，如麦醇溶蛋白和麦谷蛋白，部分病友的免疫系统可能将其视为异物并发动攻击而造成腹泻、腹痛等。一些补品也可能导致疾病复发或者消化道不适,其原因较为复杂,这些补品含有多种生物活性成分,这些成分可能对消化道产生刺激或干扰消化过程。某些成分可能对胃肠道黏膜产生直接的刺激性作用,导致胃肠道不适症状,如恶心、呕吐、腹泻等。不同个体对一些补品的耐受性也存在差异。有些人可能更易对其成分产生不良反应,而有些人可能相对耐受。个体的免疫系统状态也可能影响对补品的反应。免疫系统较强或敏感的人可能更易发生免疫反应。免疫系统可能将一些补品中的某些成分识别为外来物质,并产生过敏反应。过敏反应可以导致消化道不适、皮疹、瘙痒等症状,同时也可能触发自身免疫反应。一些补品有一定的免疫调节作用,但在某些情况下,可能导致免疫系统失衡。免疫系统失衡可能使免疫系统过度活跃,引发自身免疫反应,攻击自身组织和细胞。一些病友发现自己服用一些复合的中药制剂或者特定的中药可能产生上述症状，如冬虫夏草、三七等，但是因人而异，有些病友无法耐受。需要注意的是，以上只是一些补品导致胃肠道不适或炎症性肠病复发的潜在原因，但具体机制尚不完全清楚。服用补品如果出现消化道不适或其他异常症状，应及时停止使用并咨询医生。有自身免疫性疾病或过敏史者使用补品时可能需要较普通人群更加谨慎。其实，对于维持免疫系统稳定性，更为重要的是适度运动，养成良好的生活习惯，保持均衡饮食，而不是过度进补。

沈骏

下　篇

运动篇

1 运动、免疫功能和炎症性肠病的关系

　　肠道是人体最大的免疫器官,为我们身体提供了相当一部分的免疫功能,也就是说我们炎症性肠病病友的身体健康与肠道息息相关,免疫功能可以帮助抵御病毒的侵袭。对于炎症性肠病病友来说,怎么提高免疫功能也是一门非常重要的功课。免疫功能的提高大致可以通过饮食、运动、改善生活方式三个方面进行。

● 饮　食

　　"抗炎"这个词越来越多地出现在公众视线中,抗炎饮食也是提高炎症性肠病病友肠道免疫功能的手段之一。调节饮食可以改善

肠道菌群。健康饮食才能使我们拥有健康的肠道菌群,提高免疫功能,让身体拥有超强的抵抗力。在日常饮食中,大家都要好好爱惜自己,要保持健康不是一朝一夕的事情,而是要每天好好照顾自己。

● 运 动

炎症性肠病病情长期迁延不愈或复发,不仅影响病友们的生命质量,也让很多病友忽视了运动对炎症性肠病的影响。其实,适度运动可以降低炎症性肠病病友体内促炎性因子水平,起到抗炎作用。

运动方式

运动主要分为有氧运动和无氧运动。有氧运动以步行最为常见,此外还有慢跑、广场舞、瑜伽等方式。无氧运动,亦称作抗阻运动、力量训练,顾名思义是克服外界阻力的主动运动,包括俯卧撑、平板支撑、深蹲、游泳、哑铃运动等。

　　关于炎症性肠病病友的运动,国外研究样本量不足,所采用的运动类型、持续时间、运动强度频率等结果存在一些分歧,国内的研究也相对较少。但是有指南建议,炎症性肠病病友可进行耐力训练和适当的体力活动。研究显示,规律运动对一些慢性疾病病友具有促进心理健康的作用,能提高病友肌肉工作能力。长期有氧运动能够缓解炎症性肠病病友的症状,减轻炎症反应,并可在一定程度上抵消抗炎药物的不良反应甚至可减少药物用量,最终改善病友的生活质量。适当的运动对炎症性肠病病友身心健康有益,可提高其生活质量,可谓一举多得。

适度的运动对炎症性肠病稳定期病友利大于弊

　　适度的运动是改善炎症的关键,其机制主要是通过抗炎分子的作用,机体在运动过程中释放白细胞介素到循环中。肠道微生物产生的大量代谢产物可参与宿主的免疫调节，而运动可诱导肠道微生物群变化。个性化运动方案有可能作为一种有前途的辅助治疗手段，用于改善肠道生态失调，以及调节炎症性肠病病友管理中的免疫代谢途径。有氧运动干预对于病友生活质量的提高有积极正向的作用，而且运动干预对病友生活质量中情感功能的提高也有意义。此外，我们推荐家人陪伴的运动模式，这对提高慢性疾病家庭和谐也有着较重要的意义。

有研究发现，病友在被诊断为炎症性肠病后，运动量会明显少于被诊断前，尤其是溃疡性结肠炎病友。体质量下降、肌肉量减少以及肌肉耐力降低是炎症性肠病病友的共同特征；而克罗恩病病友骨骼肌损耗尤为显著，甚至可能导致残疾。这可能与病友进食量减少、营养吸收障碍以及服用糖皮质激素类药物后IGF-1水平降低有关。而运动可预防甚至逆转肌肉减少症状的进展。此外，研究表明运动能有效改善部分炎症性肠病病友的疲乏症状，其机制可能与炎症细胞因子部分相关。

什么是肌少症？

肌少症是指因骨骼肌量持续流失、强度和功能下降而引起的综合征。骨骼肌是人体运动系统的动力。肌肉的衰老和萎缩是人体衰老的重要标志，非常容易引起骨折以及关节损伤等问题。肌少症是炎症性肠病常见的并发症之一，而运动是治疗肌少症最安全、最经济、最简便可行的方法。

因此，我们认为在安全范围内进行运动是可行的，并不会增加病友的疾病活动度。运动可以调整炎症性肠病病友的生理和社会心理状态。

如今，药物治疗仍然是炎症性肠病主要

的治疗方式,运动疗法可能是一种补充疗法。提高炎症性肠病病友对运动的认知,并选择适合的运动形式,可以对炎症性肠病的治疗起到正面积极的作用。

然而,虽然运动训练能减轻炎症性肠病病友的炎症反应,但有研究认为急性高强度运动可能会造成局部的炎症反应。炎症性肠病症状,特别是活动期症状,会损害病友运动及活动的能力;病友在活动期运动也可能会使疲劳、腹痛、腹泻、排便急迫等不适症状加重。因此,炎症性肠病病友在选择运动方式、强度、频率和持续时间等时,还需遵照医嘱严格执行。

◉ 改善生活方式

改善生活方式是提高人体免疫功能的最好方式之一,如早睡、早起,提高睡眠质量,尽量延长深睡眠时间,缩短浅睡眠时间;均衡饮食,避免高盐、高脂、高糖饮食,多摄入各种维生素和微量元素。

自身免疫功能与炎症性肠病的疾病进展密切相关。如果自身免疫功能紊乱,会导致人体肠道发生一些疾病。人体肠道是一个极其复杂的生态系统,其中细菌数量众多,可共同作用于人体的免疫系统。人体可以通过调节肠道菌群来维持其正常的免疫功能,那么肠道菌群失调也可引起免疫系统异常反应,导致多种疾病,如炎症性肠病等。因此,免疫系统肯定与炎症性肠病的发病相关,过度的免疫活化可能是炎症性肠病发病中的重要一环。

通过抑制免疫系统的活性,可以有效地减轻炎症性肠病病友的临床症状。免疫学在炎症性肠病的治疗中拥有广阔的前景,目前已经有许多免疫治疗方法应用于临床,包括生物制剂、粪菌移植等。随着技术的进步和专家们研究的深入,相信免疫学在炎症性肠病的治疗中将发挥越来越重要的作用。

方亚琼

2 炎症性肠病急性发作期身体机能下降的原理

炎症性肠病的病因复杂,涉及遗传易感性、肠道屏障功能受损、免疫反应失调、肠道微生物群改变、环境因素等多方面的相互作用,并且这些相互作用对疾病发生发展的影响在很大程度上是未知的。

目前,通过相关研究分析,获得了与炎症性肠病遗传学相关的一些信息,揭示了炎症性肠病发病机制所涉及的多种途径,但遗传学研究仅解释了炎症性肠病遗传性的一部分。环境因素主要通过影响微生物组的组成变化,而促发肠道炎症。微生物生态失调可导致肠道炎症不受控制,损害肠上皮细胞和免疫系统形成的肠道屏障。此外,免疫系统的激活依赖于肠道黏膜中效应细胞与调节细胞之间的工作平衡。而在炎症性肠病患者群体中出现免疫系统失调。在炎症性肠病活动期(急性期),肠道黏膜严重受损,肠道免疫失衡,各种炎症反应被激发,对各种细菌的易感性增加,造成腹痛、腹泻、营养不良及各种病原体感染等。

● 肠道黏膜严重受损

炎症性肠病患者在急性期由于消化和吸收能力受损,常有恶心、呕吐、腹泻症状,无法保证充足的能量供应,导致身体机能下降,身体虚弱。

● 肠道免疫失衡

暴露于环境因素后,炎症性肠病患者出现微生物生态失调,产生短链脂肪酸(SCFA)的细菌减少,变形菌群增加,黏膜维持肠道屏障的机制也被破坏。从先天免疫系统的角度来看,已经发现炎症性肠病患者结肠黏膜表现出表达 CD14 的巨噬细胞减少,树突状细胞(DC)呈递缺陷的 CX3CR1 抗原,以及自噬受损。虽然在正常黏膜也发生白细胞通过整合素细胞黏附分子相互作用迁移的情况,但在炎症性肠病患者肠道黏膜中,效应 T 细胞与调节性 T 细胞之间的平衡受到干扰,导致不同 T 细胞不受控制地被异常激活,而迁移到炎症肠道。

肠道免疫失衡会导致身体机能下降,表现为肠胃不舒服、肠易激综合征、食物不耐受、产生有害物质及免疫力下降等。

● 缺乏运动

炎症性肠病患者在急性发作期由于疾病原因,身体长时间缺乏锻炼,身体机能处在惰化状态,也导致免疫系统功能下降,血液循环速度变慢,心肺功能下降,还易出现严重的疲劳感,比如平时稍微走快一点就会出现气喘、双腿酸痛等现象;缺乏锻炼时,身体各关节灵敏度也会下降,关节变得僵硬,导致经常性的腰酸背痛,体能也会下降。

● 营养摄取不足或不均衡

炎症性肠病患者在疾病发作期及治疗期,由于需要限制饮食摄入等,导致营养摄取不足或不均衡,很可能因营养不良而影响身体机能。因此,在病情允许的情况下,要注意调整饮食结构,做到荤素搭配、粗细结合,既要吃肉、蛋、奶,又要吃新鲜果蔬,保证有充足的营养供应,逐渐提高身体机能。

● 精神状态

炎症性肠病患者在急性发作期心理压力大,易出现压抑或受到干扰的心理状态。人一旦有了烦恼，人体某些部位和机能便受到压抑与干扰。烦恼越多，遭到压抑与干扰的范围越广；烦恼越甚，遭到压抑与干扰的程度越重；并且，无论哪个部位遭到压抑与干扰，都会对指挥协调中枢造成相应的压抑与干扰。这样一来，该调节的不能得以正常调节，该免疫的不能得以有效免疫，该修复的不能得以及时修复，身体机能下降，也会导致各种不适接踵而来。精神状况（心态）对身体机能有着非常重要的影响，因为微生态平衡在相当程度上也有赖于良好的心态。可以说，精神状况好，全身皆受益；精神状况差，全身皆受损。

方亚琼

3 运动对人体的益处

生命在于运动。运动对改善心肺功能、肌肉力量、骨骼、心理认知、机体免疫状态和睡眠等都有积极的作用,对慢性疾病,包括癌症、代谢综合征、高血压、心血管疾病、慢性阻塞性肺病和抑郁症等也有辅助治疗作用。运动对胃肠道也有明显的好处,轻度到中等强度的运动可以降低憩室疾病和胆石症的发生风险,并可以调节肠道微生态、改善便秘。适度锻炼可以使结直肠癌的发生风险平均降低 $20\% \sim 25\%$。

● 运动对身体的好处

运动对所有人都有益处。对于未成年人,适量的运动还可以促进骨骼肌肉生长。

运动可以促使大脑皮层神经细胞活跃,更好地发挥大脑机能。此外,适当运动还可以有多种作用,举例如下。

◇ 可以预防心血管疾病:以心脏为主的血液循环系统负有运输体内所需养料和氧气,带走废料、废气的使命。人的寿命长短在很大程度上取决于心脏功能的好坏。心脏本身的健康状况与养育心肌的冠状动脉的健康状况又紧密相连。适当运动可使冠状动脉血流畅通,更好地为心脏供给所需的营养。再者,一般认为胆固醇过高可促使冠状动脉硬化,而运动可以消耗体内的脂肪,预防因胆固醇过高而导致的高血压、冠心病等心血管系统疾病。

◇ 可以增强心肺功能,提高血液循环速度:运动能够增加肺部的通气量,提高氧的运输能力,使身体能够更有效地从空气中吸收氧气,并输送到身体的各个部位。这样有助于增加身体的最大摄氧量,提高身体的耐力和代谢效率。

◇ 可以预防骨折:骨组织以蛋白质为主体,磷酸钙在骨组织中起承受负荷的作用,两者共同构成特有的坚固组织。而承受负荷的磷酸钙每月有1/10被代谢更换,为了及时补充,一要经常保持足够的钙摄取量,二要保持一定的运动量,通过肌肉活动给骨组织以刺激,这样可以促进骨组织中钙的储存。

◇ 可以控制体重:如果人的运动欲望减退,能量消耗会减少,从而造成身体肥胖而负担过重,影响正常活动与生活。坚持运动可以将体重控制在适当范围之内。

◇ 可以有助于消化吸收:运动可以促进新陈代谢,加强胃肠功能,使胃肠蠕动加速、食欲旺盛,这对因活动减少、胃肠功能下降而导致的消化吸收功能欠缺有较大的帮助。

◇ 可以让皮肤状态更好:皮肤覆盖于人

体的表面,是一个重要的器官,可以保护机体、感受刺激、调节体温、分泌排泄、渗透吸收、储存营养、参与代谢免疫等。运动养生能改善皮肤的结构和功能,使皮肤状态更好。

◇ 可以使身体更加灵活和敏锐:运动可以改善人体的神经系统,使人体处在复杂环境时可以及时做出准确而迅速的反应。

◇ 可以调节生理平衡:这里的生理平衡就是指血清素、肾上腺素等激素的稳定。

● 运动对心理的帮助

适当运动对人的心理也有许多帮助。

◇ 可以缓解人的负面情绪:当代年轻人的工作、生活压力很大,易产生抑郁、焦虑、紧张等不良情绪。通过运动,身体会分泌出一些能够提高心情的化学物质,如内啡肽和多巴胺。这些化学物质有助于缓解焦虑和抑郁症状,提升情绪状态。

◇ 能让人更好地投入至工作和学习中：这是因为运动可以缓解不良情绪，使心情变好。而心情变好后，做事情有干劲，自然就可以提高工作和学习的效率。同时，运动能够促进大脑内血液循环，增加脑部氧供应，这也有助于改善思维能力、提高专注力和创造力。

◇ 有助于改善人际关系：人的心情变好之后，面对周围各种复杂事物和不好的声音，可以保持比较乐观的心态。这种乐观的心态可以让我们更愿意接触其他人，培养团结合作的集体主义精神。

◇ 可以让我们成为更好的自己：当人的不良情绪被排解之后，工作和学习效率提高，与周围人的关系相处也更加融洽，自信心会逐步提高。同时，运动还可以帮助我们塑造健康的身体形象，增强对自己的积极评价，对世界、社会和人际的认识也会更上一层楼，成为更好的自己。

　　当然，运动的这些好处都是基于一个前提，那就是运动必须正确和适量。运动应该是一种积极的、乐观的体验，避免过度竞争和压力，以免适得其反。

方亚琼

4 合理运动，减少焦虑、抑郁

"脑-肠互动"是脑肠轴最主要的调控方式，是在脑肠轴结构基础上发生的脑肠间的交互作用。脑肠轴是大脑与胃肠道之间由神经-内分泌介导的双向应答系统，连接着大脑情感认知与外周胃肠道的功能。例如，胃肠道内分泌细胞可以产生神经递质，通过迷走神经影响中枢神经系统；肠道微生物可以调节肠道内激素的分泌，如脑肠肽、瘦素等，直接作用于脑。脑-肠互动主要有4种介质：迷走神经和脊髓传入神经元，循环细胞因子，循环肠道激素，微生物菌群。其中，微生物菌群也可通过血液循环到达大脑，还可直接与其他3种介质相互作用。值得注意的是，胃肠道与中枢神经系统之间的每一种互动介质均涉及脑肠肽及相关生物活性物质。脑肠肽是脑肠轴发挥作用的重要物质基础,其具体是指在大脑和胃肠道中双重分布,具有神经递质和激素双重功能的小分子多肽。脑肠肽在外周和中枢的异常表达,介导了应激反应、胃肠动力亢进/不足、食欲和摄食异常、肠道微生态失衡等,导致抑郁、焦虑、胃肠道疾病和代谢性疾病等。规律运动作为一种非药物治疗手段,其改善抑郁的有效性得到了广泛证实,但潜在机制尚不完全清楚。运动能够调节中枢/外周胃饥饿素、神经肽Y、胆囊收缩素等脑肠肽的表达,因此,脑肠肽很可能介导运动的抗焦虑、抑郁作用。

● 焦虑与抑郁

其中,心情低落、兴趣丧失以焦虑为主,有些患者还会有激动或紧张、坐立不安、注意力难以集中等表现。早期往往没有明显的症状,在患病前可能存在突发的不良事件,或者存在失眠、心情低落、兴趣丧失等负面的健康及心理状态,但缺乏统一明确的症状。

研究表明,运动能释放压力、缓解紧张情绪,改善血液循环、呼吸、消化系统的功能,增强机体的适应能力,改善生理和心理状态。运动疗法能减轻或缓解焦虑、抑郁情绪,可以作为药物和心理干预治疗的强有力补充。抑郁、焦虑症的病因与内分泌和中枢神经系统紊乱有关。而运动可调节机体的5-羟色胺、去甲肾上腺素和多巴胺等神经递质的释放,放松身体,促进全身的血液循环,增强体质,树立自信;同时,运动可增加大脑供血,促进人体内啡肽的释放,使人产生积极愉悦的情绪,帮助树立积极向上的乐观心态,减轻心理压力,改善心理状况。

运动疗法联合药物治疗可有效地提高炎症性肠病伴焦虑、抑郁患者的临床治疗效果,改善患者的焦虑、抑郁状态,降低血清胃泌素-17水平,提高患者的生活质量,值得临床推广应用。

运动是我们应对每天生活中各种焦虑不安的最简易的方法。关于它发挥作用的机制,我们简述如下。

◇ 分散注意力:运动可以让患者将心思集中到另一件事情上,帮助摆脱严重的焦虑状态。

◇ 缓解肌肉紧张:运动就像β-受体阻断剂一样,具有打破循环的作用,它中断了身体传向大脑的增加焦虑的消极反馈循环。

◇ 增加大脑资源:运动不仅会短时间内增加血清素和去甲肾上腺素水平,而且还会产生长期的影响。

◇ 变更神经回路:凭借运动激活交感神经系统,可以摆脱被动焦虑等待的困境,从而阻止杏仁核的失控运作,阻止焦虑情绪不断强化周围事物充满危险的思想。

◇ 提高恢复能力：知道自己可以有效地控制焦虑，避免其转变成恐惧。

◇ 自由运动：适当的外出运动、探险、克服困境，也是一种治疗方法。

● **推荐焦虑、抑郁者可以进行的运动**

爬 山

周末到郊外爬山。在爬山的过程中，领略大自然的风景，吹吹风，开阔视野，心情也随之变好，好的风景总是让人愉悦的。

跑 步

有时间就去公园慢跑。穿上舒适的运动鞋，沐浴着清晨的阳光，专注于脚下，大脑里的不良情绪得以慢慢地清空，这不仅能增强心肺功能，也能促进大脑血液循环，使情绪平衡和愉悦，跑完感觉整个人都舒服了。

泡脚

焦虑不安的人一天下来一般会觉得很累,这时候用热水泡脚,能让紧张的身体得到放松,心情得到缓冲,边泡脚边听舒缓放松的轻音乐,营造轻松愉悦的氛围。

晒太阳

每天晒晒太阳。阳光会提升血液中血清素浓度,改善心情,驱散不良情绪。

游泳

游泳时,水无缝隙地接触、按摩人体皮肤,水的冲击力能够舒缓身体,让大脑释放更多的多巴胺,同时远离杂念,帮助全身心放松,使人感到开心和愉悦。

健身操

加入有舞蹈、慢跑、伸展等元素的有氧健身操,可以使人身心得到完全放松和释放。试试热门的有氧舞蹈课程,在动感的音乐中尽情挥洒汗水,燃烧痛苦和抑郁。

拉 伸

早上起床时,先做拉伸运动,让整个身体得到舒缓放松,开启一整天的美好。

病友们可以试试这些运动,释放身心压力,提升自身快乐感,远离焦虑和抑郁。

方亚琼

5 运动干预在炎症性肠病诱导缓解和维持治疗中的要求

炎症性肠病病友和其他慢性疾病病友一样,减少运动但不代表不能运动。当然,在疾病复发或者活动的状态下,不赞成进行剧烈运动;在疾病得到缓解后,适度的运动还是需要的。运动会让机体分泌一些激素,这些激素会让人有满足感,所以适度的运动有利于身体健康,也有利于心情缓解、心态正常。运动的确是非常好的治疗手段,但运动量的选择因人而异,每位患者根据具体的疾病状态、恢复情况来制订运动计划。

那么稳定期炎症性肠病病友该如何合理进行适度运动?

● 运动干预要求

运动类型

◇ 有氧运动：是由有节奏、重复的动作调动身体的大肌肉群，持续时间＞15分钟，以有氧代谢为主要代谢形式的运动，包括走路、游泳、慢跑、骑自行车、健步走、有氧健身操、球类运动等，它是运动处方的核心。

◇ 抗阻力运动：是无氧主动运动，通过逐步增加运动阻力来使肌肉更加强壮，主要有克服弹性物体运动、对抗性运动和利用力量训练器械等。

◇ 有氧运动＋抗阻力运动：干预后能够提高病友的运动水平、改善生命质量测定表中的角色功能和减轻疼痛。

◇ 柔韧运动：常见的有太极拳和瑜伽等。瑜伽能有效缓解病友的疲乏程度、改善睡眠质量、减轻焦虑和抑郁程度。

运动时间和频率

每周进行3次、每次超过30分钟的中等强度有氧运动,每周进行2次、每次至少二三十分钟的抗阻力运动。

运动强度

运动强度一般以最大耗氧量为分级依据,运动强度达到最大耗氧量的80%为高等强度运动,达到最大耗氧量的60%为中等强度运动,达到最大耗氧量的40%为低等强度运动。参考健康人的运动模式,我们在此引入一个概念——最大耗氧量,它是人在极量运动负荷时心肺功能高低的重要指标,在运动医学和运动训练中应用广泛。直接测定最大耗氧量是利用自行车测功计、活动平板或平地跑进行极限运动,通过气体分析仪直接测定。但是这种直接测量既麻烦又价格昂贵,且无法及时调整运动强度。如今科技进步,电子产品不断推陈出新,很多运动手表能很简单地测量出佩戴者的最大摄氧量，再配合心率测量，慢跑10分钟，利用配速、心率变异度、心率数据，测算出最大摄氧量。

目前，关于炎症性肠病病友的运动强度尚没有严格的标准，相关指南还是建议以中低等强度干预为主。据相关专家的研究指南，运动过程中，大部分病友可接受40%～60%的最大耗氧量；当运动强度大于80%的最大耗氧量，时间超过1小时后，肠道通透性增加，导致的免疫与代谢变化的副作用将超过其功效。因此，从控制运动时间的角度考虑，每次运动20～60分钟最为适宜，每周3次左右最合理有效。

运动目标

增强体质；改善肌肉含量及增强肌肉力量；提高身体协调性；降低各项炎症指标。

总而言之，炎症性肠病病友在选择运动

治疗的处方时,建议每周3次,每次20～60分钟,有条件的可以选择配合心率带和运动手环;没有的话,病友微微出汗,并且在运动后心率保持在140～160次/分最理想。

炎症性肠病是一种慢性疾病,患者因自身疾病反复活动及反复治疗而产生一定的心理困扰,长期面临着身体、情感、精神、社会关系、职业和经济等方面的问题。在我国,运动防治炎症性肠病依旧面临着诸多挑战。一是国内关于运动干预防治慢性疾病的研究不够深入,医护人员自身未加强运动防治慢性疾病的意识,病友认知性和依从性也较低,尚未形成专门针对此类病友的标准运动指南和规范的程序。二是现阶段运动处方师培养处于起步阶段,能够开具运动处方的医生和专科护士较少,不能满足病友对运动处方日益增长的需求,限制了运动处方的应用和推广。

未来可以不断将医学、护理、中医疗法、运动学科、康复学科进行交叉融合，并运用于炎症性肠病运动处方的研究中。

方亚琼

6 运动处方的概念、步骤、实施

　　运动处方是指以促进个体身心健康为目的,结合锻炼者的医学检查资料,并根据个体特征,以处方形式制定的一种科学的、定量化的周期性锻炼方案。运动处方不仅对人的身体健康有促进作用,而且对人的心理健康有益,是促进锻炼者获得运动锻炼心理效益的方法之一。因此,制定合理的运动处方能使锻炼者通过锻炼获得最大的心理效益。

● 运动处方包括的内容

　　运动处方包括运动目标、运动前的准备活动、运动模式(包括运动方式、运动频率、运动强度和运动时间)、运动后的整理活动等要素,这些要素相互联系、相互影响,缺乏其中

任何一个要素,运动训练效果都会打折。

● 运动处方制定的基本原则

◇ 个性化原则:根据个人的具体情况,遵循负荷适宜性来制定,确定运动的时间。

◇ 需要性原则:应该根据最终的需要设计和组织实施,根据不同锻炼者的需求和运动能力确定运动处方的内容。

◇ 专门性原则:不同的锻炼方法和手段对人体心理效益产生不同的影响。制定运动处方应体现运动项目与锻炼身体的方法对心理影响的专门性。

◇ 循序渐进原则:人体生理技能的提高是渐进式的。如果仅仅用一种运动处方,数月或常年不变地进行运动,只能维持身体原有机能水平。反之,如果突然进行一次大强度、长时间和多重复的锻炼,则有可能导致身体机能失调,使身体和心理受到伤害。因此,需要逐步提高运动难度和强度,达到较合理的平衡点,在利于运动水平提升的同时,又不会引起运动伤害。

◇ 安全性原则:按运动处方进行锻炼,应保证在安全的范围内;若超出安全的范围,则有可能发生危险。在制定和实施运动处方时,应严格遵循各项规定和要求,以确保安全:①负荷量在安全范围内;②锻炼过程中,身体活动幅度、技术动作的难易程度应在安全可控的范围内;③锻炼场所、器材应有安全保证。

● 运动处方的制定步骤

运动处方的制定一般应按照以下几个步骤进行。

(1)健康筛查:对于有一种或多种临床疾病或状况的人群,建议在运动前进行医学检查并得到专业医生的运动许可,降低运动风险。这里不仅包括身体健康的筛查,还包括心理健康的筛查。

（2）了解运动者的基本情况:包括主要的运动爱好、运动情况、运动目的、学习情况及生活情况等。

（3）制定运动处方:首先确定运动处方的任务,并选择适宜的运动种类、练习的手段和方法,然后根据个人的具体情况确定运动负荷,提出注意事项。

（4）执行运动处方:应及时帮助运动者来执行运动处方,以确保获得良好的运动效果。

（5）重新评估,及时调整:一旦出现某一些方面的不适应情况,应及时做出相应的调整。

● 运动处方的实施

运动处方通常由准备活动、基本组成活动、整理活动三个阶段构成。

准备活动

此为第一阶段,准备活动的目的是使身体逐渐从安静状态进入运动(工作)状态,避免心血管、呼吸系统等突然承受较大运动负荷而发生意外,避免肌肉、韧带关节等运动系统损伤,提高机体的兴奋性。

准备活动可以分为一般性准备活动和针对性准备活动两种。什么是一般性准备活动?比如抗阻运动前利用跑步机慢跑或者利用椭圆仪进行热身等。什么是针对性准备活动?比如抗阻训练前进行自重深蹲或者俯卧撑等。一般性准备活动经常被应用于运动经验较少的初级训练者,通常为中低强度的有氧运动与静态拉伸相互配合使用。针对性准备活动则经常被应用于运动经验较为丰富的训练者,通常由低强度抗阻训练的动态伸展构成,如箭步蹲、自重单腿硬拉等。

基本组成活动

此为第二阶段,目的是提高心肺适能、肌肉适能等体适能要素。

主要内容包括抗阻训练、心肺耐力训练等。对于有特殊需求的训练者,还可以适当增加平衡、速度、灵敏度及爆发力等要素的训练。如果以增肌为目的,则可以先进行抗阻训练,后进行心肺耐力训练。

整理活动

此为第三阶段,目的是使身体机能由剧烈运动状态逐渐恢复到相对安静的状态,减轻疲劳,促进体力恢复,避免因运动突然停止而造成心血管、呼吸、神经系统的不良反应。

主要内容包括中低强度的有氧运动及静态伸展等。中低强度的有氧运动指的是在较长时间的心肺耐力训练的末端,逐步降低强度,进行较为缓和的活动,如慢跑5～10分钟等。简单来说,静态伸展就是将过紧的肌肉通过伸展拉伸进行放松。

　　其实,任何运动最重要的就是坚持。运动是一个长期的过程,需要持续的努力和坚持。坚持可以获得持久的运动效果,并养成良好的运动习惯。

　　当然,也可以制定并实施属于自己的运动处方,提高身体健康,增强体质,享受运动的乐趣。记住,持之以恒是实现目标的关键。相信自己,坚持下去!

方亚琼

7 适合炎症性肠病病友的简易运动处方(急性期和缓解期)

炎症性肠病病友要尽量减少对腹部压力较大的运动,尤其是出现肠粘连或肠梗阻迹象或手术后的病友,要避免过于剧烈的运动。不要从事剧烈对抗性的运动,特别是避免可能导致病友腹部受创的肢体对抗运动,如篮球、足球比赛等。

● 急性期处方

散 步

俗话说:饭后百步走,活到九十九。

目标:改善生活质量和压力水平。

每次运动程序依次为热身、散步。

热身:在饭后半小时进行。

散步：每周散步3次以上，每次不少于30分钟，约完成2～3千米。

注意散步要长期坚持，并且散步的时间要根据自身的身体状况逐步地增加；急性期病友在散步时要有人陪同，避免发生意外，并且避免在天气不好时出去散步。

瑜伽

目标：改善关节活动和降低疾病活动度。

每次运动程序依次为热身、瑜伽和冥想放松。

热身：可采用山式、猫式、树式等预热动作帮助唤醒身体，增加身体的循环和柔韧性，约5～10分钟；但如果身体状况不好，气温较低，则热身时间要略微加长。

瑜伽：瑜伽呼吸练习5组，每组5次深吸深呼；瑜伽伸展练习，单侧保持30秒，换边，练习5组。时长约20～30分钟。

冥想放松：仰卧于垫上，闭上眼睛，深呼

吸,放松全身,约3～5分钟。冥想可以帮助梳理思维,提高自我意识,培养正念和专注力。放松包括平躺、静坐、呼吸放松等,使身体逐渐放松,心情平静。

注意事项:练习瑜伽时,建议穿着舒适、吸汗的服装,选择安静、宽敞、通风良好的空间,并准备一块瑜伽垫。练习前进行热身活动,如旋转肩膀、颈部伸展和扭腰等。初学者在练习时可寻求专业瑜伽教练的指导。同时,注意身体的信号,如感到疼痛或不适,应停止练习。练习瑜伽不仅是身体的锻炼,也是心灵的修炼,应保持内心平静,避免过度焦虑和压力。

八段锦

目标:改善生活质量和降低疾病活动度。

每次运动程序依次为热身、八段锦和整理运动。

热身:每次5～10分钟;但如果身体状况

不好,气温较低,则热身时间要略微加长。

八段锦:每周练习八段锦5次,每次30～45分钟,每一步动作都要缓慢、平稳地进行,并注意呼吸控制的细节。

整理运动:5～10分钟,放松,保持内心平静,调节呼吸。

静态平衡训练

目标:提高运动者平衡力,预防体弱病友摔倒。

每次运动程序依次为热身、静态平衡训练和整理运动。

热身:每次热身5～10分钟;但如果身体状况不好,气温较低,则热身时间要略微加长。

静态平衡训练:①起始位置:双腿开立与肩同宽,膝关节微屈,身体保持直立,双手叉腰,保持身体稳定(收腹、挺胸、下颌微收)。②各关节动作:提左腿稍稍屈髋,屈髋离开地面。③结束位置:右腿呈单腿支撑状态,维持5～20秒,换腿继续进行。④注意事项:支撑腿膝关节不要锁定。

整理运动:5～10分钟,放松,保持内心平静,调节呼吸。

跑步

目标:锻炼心肺功能,以及减少肌肉功能的损失。

每次运动程序依次为热身、跑步和整理运动。

热身:大肌肉群的拉伸练习和慢跑,约5～10分钟;但如果身体状况不好,气温较低,则热身时间要略微加长。

跑步:前4周时间为每天30分钟,后可增至60分钟,速度在5.5～6.5千米/小时,每次运动分2组完成,组间间歇5分钟。整个运动过程对心率进行实时监控,以控制在靶心率内较为合适{控制靶心率=(55%～65%)×

（220－年龄）}。

整理运动：主要肌肉群的拉伸训练，每个动作重复15～20次，2组，约5～10分钟。

快走

目标：锻炼心肺功能，增强胃肠道的分泌和蠕动能力。

每次运动程序依次为热身、快走和整理运动。

热身：大肌肉群的拉伸练习，约5～10分钟；但如果身体状况不好，气温较低，则热身时间要略微加长。

快走：前4周时间为每天30分钟，后可增至60分钟，速度控制在每分钟90～120步。整个运动过程对心率进行实时监控，以控制在靶心率内较为合适{控制靶心率＝（55%～65%）×（220－年龄）}。

整理运动：主要肌肉群的拉伸训练，每个动作重复15～20次，2组，约5～10分钟。

上 下 楼 梯

目标:改善心肺功能,防止肌肉流失。

每次运动程序依次为热身、爬楼和整理运动。

热身:腿部肌肉群的拉伸练习,约5～10分钟,但如果身体状况不好,气温较低,则热身时间要略微加长。

爬楼:前4周时间为每天5～6层楼,后可增至6～10层楼,控制在每分钟上下楼梯20～50阶梯。整个运动过程对心率进行实时监控,以控制在靶心率内较为合适{控制靶心率＝(55%～65%)×(220－年龄)}。

整理运动:主要肌肉群的拉伸训练,每个动作重复15～20次,2组,约5～10分钟。

游 泳

目标:减轻炎症和缓解关节疼痛。

每次运动程序依次为热身、爬楼和整理运动。

热身：在下水前的5～10分钟，进行充分的拉伸是非常重要的，但如果身体状况不好，气温较低，则热身时间要略微加长。

游泳：时长30分钟左右，每周3～5次，切记勿饭前饭后游泳，缓解期病友须有人员陪同。

整理运动：放松游，结束时进行放松慢速的游泳，以帮助放松肌肉和降低心率，距离约100～300米。

对于所有病友，应该根据年龄、兴趣、身体状况等，由医护人员及康复师一同制定个性化运动方案。

◉ **注　意**

（1）运动强度：控制靶心率＝（55%～65%）×（220－年龄），并且Borg自觉疲劳量表（见下表）指数值为12～14。

6	7	8	9	10	11	12	13	14	15	16	17	18	19	20
无	极轻		很轻		轻		有点重		重		很重		极重	

★自感费力程度(the rate of perceived exertion, RPE),就是自己对身体运动时感受到的困难程度。Borg自觉疲劳量表的分值为6~20分,其中6级相当于"不费力",20级指的是"最大努力"。通常,大于13分为有明显疲劳症状;大于等于17分则需要停止活动。注意,上述表格中的评分为主观评分。

(2)运动时间:每次由20~30分钟逐步增加到40~60分钟,可一次完成,也可分次累计完成,运动时的心率应达到控制靶心率。每周3~5次。

(3)运动前培训:①嘱病友严格执行运动方案。②指导病友用运动手环监测脉搏,运动过程中脉搏达到最大心率的55%~65%

较为合适。③指导病友评估运动过程中的费力程度(使用自觉疲劳量表)。④告诉病友运动量要合适(以运动时微微出汗,稍觉劳累,轻微气短却不影响交流为宜)。⑤穿戴衣物与环境温度相适宜。⑥运动时要有家人陪伴。⑦运动前进行5～10分钟的准备活动;运动过程中注意呼吸节奏和方式,要了解运动中的自我反应;运动结束后进行5～10分钟的放松训练,避免突然中止运动导致回心血量骤减而出现重力性休克。

方亚琼

8 运动与增重和减重

● 能量平衡与体重

◇ 机体长时间处于消耗量大于摄入量的情况下,体重减轻,身体消瘦。

◇ 机体长时间处于消耗量小于摄入量的情况下,脂肪累积,引发肥胖。

◇ 正常情况下,需要维持能量平衡,但如果人们因为特殊原因,如因为超重而需要减肥或因体重过轻而需要增重,可以打破能量平衡,以达到改善身体成分的目标。

● 人体总能量消耗的估算方法

要达到能量平衡就必须指导人体每日的能量消耗,估算能量消耗通常使用要因加算

法,具体公式:

　　◇ 人体的热量需求(能量消耗)＝基础代谢率(BMR)×体力活动水平(PAL)。

　　◇ 基础代谢率(basal metabolic rate,BMR):男性 BMR＝体重(kg)×24(h)×1cal/(kg·h);女性 BMR＝体重(kg)×24(h)×0.95cal/(kg·h)。

　　◇ 体力活动水平(physical activity level,PAL):通常将体力活动水平划分为轻、中、重三级,具体对应系数如下:

活动强度	职业工作时间分配	举例	体力活动水平	
			男	女
轻	75%时间坐或站;25%时间站着或走着工作	办公室工作、文员、教师	1.56	1.55
中	40%时间坐或站;60%时间特殊职业活动	水电工、车间工人	1.78	1.64
重	25%时间坐或站;75%时间特殊职业活动	舞蹈员、运动员、搬运工人	2.1	1.82

● 增重的原理

增重主要涉及能量摄入与能量消耗之间的平衡。当摄入的能量超过消耗的能量时，体重就会增加。这包括食物中的能量，以及身体的基础代谢率和活动所消耗的能量。增重的关键在于增加热量摄入，这可以通过增加饮食总热量，及增加碳水化合物、蛋白质和脂肪等营养素的摄入量来实现，从而使身体增加能量储备。同时，进行重量训练和适当的有氧运动也有助于增加肌肉量，从而间接增加体重。

需要注意的是，增重不仅仅是增加体重，也包括增加肌肉和脂肪的比例。适当的蛋白质摄入对于肌肉生长是至关重要的，而适量的碳水化合物摄入可以增加肌肉中的糖原，帮助肌肉吸收水分，从而在短期内增加体重。此外，充足的睡眠和适当的休息对于帮助身体恢复和增加肌肉量也是必要的。值得一提的是,增重也应该将体重控制在健康的范围内,过度的增重会对身体的健康产生负面的影响,因此建议在进行制订增重计划时,寻求专业人士的指导,并根据个人情况进行合理调整。

● 运动与增重

◇ 肌肉增加。运动后体重增加了,可能是由肌肉增加引起的,如果患者身体本身的脂肪不多,则运动后会因肌肉组织频繁地收缩,肌肉纤维受到刺激而增加,使身体中的肌肉变得发达,肌肉含量增多,体重增加。

◇ 糖原和水分增加。患者长期不运动后开始运动,通常会出现运动后体重反而增加的情况,这是因为运动会消耗身体中的肝糖原,这时身体就会增加对糖原和水分的储存来保证身体的正常运行,从而出现运动后体重反而增加的现象。

◇ 摄入增多。运动后体重反而增加,还有可能是因为患者在运动结束后食欲变好了。合理的运动可以促进食欲,使人摄入营养增加,营养也更均衡,所以体重也有可能增加。

◇ 睡眠及心情改善。运动可以促进睡眠,睡眠改善也可以维持更好的体重;运动还可以改善心情,促使身体更加强壮。

◇ 增重的运动方法以抗阻力训练为主,有氧运动为辅。

● **减重的原理**

减重主要是控制身体热量的摄入,同时增加身体热量的消耗。

不同运动状态下供能的相应关系

◇ 短时间剧烈运动时,主要是磷酸原供能系统和糖酵解系统供能。

◇ 大强度运动时,糖是重要的细胞燃料,供能以糖的有氧代谢为主,部分骨骼肌由糖酵解供能,其中糖的有氧代谢首先为肌糖原氧化,不同肌肉的肌糖原贮量不同,持续时间也不同,随着持续时间的延长,肌糖原的消耗利用相对减少。在有氧运动中,如果单独由肌糖原供能,只能维持不到60分钟的最大速率有氧运动。运动肌必须吸收和利用肌外燃料——血糖和血浆游离脂肪酸,而骨骼肌大量吸收和利用血糖,必须与肝糖原和糖异生的葡萄糖相联系,否则易引起低血糖症。

◇ 长时间中低强度运动时,脂肪才会参与供能,运动时间越长,运动强度越小,脂肪氧化供能的比例越大。脂肪在体内完全氧化必须有糖代谢参与,因为脂肪分解代谢时,其所产生的脂肪酸经氧化过程进一步降解为乙酰辅酶A,乙酰辅酶A必须与糖氧化的中间产物草酰乙酸结合,才能进入有氧代谢途径而彻底氧化。长时间运动可导致血酮体浓度升高,利用体内糖储备,调节脂肪代谢。当然,长时间运动,蛋白质也参与供能,但所占比例不超过18%。

● 运动与减重

人体运动时,主要能量来自糖和脂肪。有氧运动中,肌肉收缩活动初期的能量来源为糖;持续运动120分钟以上,游离脂肪酸供能可达50%~70%之多,肌肉对血中游离脂肪酸、葡萄糖的摄取和利用增多,导致脂肪细胞释放大量的游离脂肪酸,使脂肪细胞变瘦小,同时多余的血糖被消耗而不能转化为脂肪,结果导致体内脂肪减少,体重下降。

运动是减重的好方法。肥胖者增加体育锻炼,不但可以增加体内脂肪的"支出",使体型恢复,而且可以使身体的各器官得到锻炼,增强体魄。因此,运动是非常适宜减重的好方法。要增加肌肉的活动，就需要增加热量，这样可以促进脂肪库中脂肪"燃烧"，改变肌肉与脂肪的比例。①运动可以刺激脂肪的消耗，通过神经、体液调节促进脂肪代谢。②运动可以降低血脂，使血液中的胆固醇及甘油三酯水平降低，减少脂肪在心脏、肝脏、血管的沉积，减少冠心病、脂肪肝等疾病的发生。③运动有助于改善心肌代谢，从而提高心肌工作能力，增强心肌收缩力，增强心血管系统对体力负荷的适应能力。④运动可以增强呼吸力量，增加胸廓活动范围及肺活量，改善肺通气及换气能力，使气体交换加快，也有利于多余的脂肪"燃烧"。

方亚琼

9 各年龄段正常指标和体力活动量

早在1946年,世界卫生组织(WHO)就已经指出,健康的标准不单单指没有疾病,而是要在身体、智能和社交上达到良好的状态。近年,健康的概念更被延伸至包含情绪、灵性及事业康盛,合称为身心康盛,是达到优质人生的完整模式。

◉ 能量需求

静息代谢率(resting metabolic rate,RMR):男性 RMR＝9.99×体重(kg)＋6.25×身高(cm)－4.92×年龄(岁)＋5;女性RMR＝9.99×体重(kg)＋6.25×身高(cm)－4.92×年龄(岁)－161

静息代谢率（RMR）	每日活动水平	静息代谢率（RMR）×活动水平	每日能量需求(kcal)
千卡/天	久坐不动	RMR×1.2	
	轻度运动	RMR×1.375	
	中度运动	RMR×1.550	
	剧烈运动	RMR×1.750	
	超剧烈运动	RMR×1.900	

注：久坐不动＝很少或不运动；

轻度运动＝每周1～3天轻度运动；

中度运动＝每周6～7天中度运动；

剧烈运动＝每周6～7天剧烈运动；

超剧烈运动＝非常剧烈的锻炼/运动和体力

工作。

● **基础代谢**

女性：655＋[9.6×体重(kg)]＋[1.8×身高
(cm)]－(4.7×年龄)

男性：66＋[13.7×体重（kg）]＋[5×身高（cm）]－（6.8×年龄）

比如：某女性24岁，身高160cm，体重52kg，她的基础代谢：655＋（9.6×52）＋（1.8×160）－（4.7×24）＝1329.4千卡

基础代谢参考如下。

未成年人：每千克体重50千卡左右。

成年女性：1200千卡左右。

成年男性：1500千卡左右。

★基础代谢率的实际数值从低于计算值的10%到高于计算值的15%均属正常。

代谢慢的原因有：①长时间节食或饮食不规律；②经常熬夜，影响身体代谢；③不爱喝水，使得脂肪不易代谢；④缺乏运动。

各年龄段正常指标

年龄	每日睡眠时间推荐	血糖(空腹)	心率
14～17岁	8～10小时	4.4～6.1mmol/L	60～105次/分
18～25岁	7～9小时	<5.6mmol/L	55～100次/分
26～64岁	7～9小时	<5.6mmol/L	60～100次/分
≥65岁	7～8小时	<7.8mmol/L	70～100次/分

男女体脂率对照表

	年龄	偏瘦	标准(健康型)	标准(警戒型)	轻度肥胖	重度肥胖
男性	18～39岁	5%～10%	11%～16%	17%～21%	22%～26%	27%～45%
	40～59岁	5%～11%	12%～17%	18%～22%	23%～27%	28%～45%
	60岁及以上	5%～13%	14%～19%	20%～24%	25%～29%	30%～45%
女性	18～39岁	5%～20%	21%～27%	28%～34%	35%～39%	40%～45%
	40～59岁	5%～21%	22%～28%	29%～35%	36%～40%	41%～45%
	60岁及以上	5%～22%	23%～29%	30%～36%	37%～41%	42%～45%

体脂率计算公式

首先计算出体重指数(body mass index，BMI)：

BMI＝体重(kg)÷[身高(m)×身高(m)]

BMI在一定程度上可以衡量胖瘦程度。一般来说，BMI在18.5～23.9，属于正常；BMI在23.9～27.9，属于超重；BMI大于27.9，属于肥胖。

再将BMI代入下面的公式测出体脂率：

体脂率＝1.2×BMI＋0.23×年龄－5.4－
10.8×性别(男为1；女为0)

体力活动量

年龄	运动量	运动方式	目标
5～17岁	每日至少60分钟的中到高强度身体活动	有氧运动为主	增强肌肉和骨骼的运动
18～64岁	每周至少150分钟的中强度及以上的身体活动	每周150～300分钟的中强度及以上有氧活动，或每周75～150分钟的高强度有氧活动，或中强度和高强度两种活动相当量的组合	强健骨骼肌肉
65岁及以上	每周至少150分钟的中强度及以下的身体活动	多样化的身体活动，侧重于中强度或更高强度的功能性平衡和力量训练	强身健体，增强功能性能力，防止跌倒

各年龄段运动比例建议

年龄	有氧	力量
40岁及以下	80%	20%
41～51岁	70%	30%
51～64岁	60%	40%
65岁以及上	55%	45%

各年龄段推荐的体力活动选择

年龄	体力活动
5～17岁	中强度:轮滑、自行车等; 高强度:跳绳、各种球类、游泳等; 肌肉和骨骼训练:拔河、攀岩、俯卧撑、仰卧起坐、跳远、跑步等
18～64岁	中强度:快走、交谊舞等; 高强度:跑步、爬山、有氧操等; 肌肉训练:弹力带、引体向上、仰卧起坐等
65岁及以上	中强度:步行、跳舞、打高尔夫球等; 肌肉训练:哑铃、园艺、瑜伽、太极等; 平衡训练:一字站立平衡、平衡移动等

不同体力能量消耗（日常）

分级	家务活动	运动项目
极低强度（无运动感）	静坐、读书、写字、睡觉、站立、排队、打电话、打牌、下棋	
低强度（有轻微运动感，身体发热，尚未出汗）	做饭、洗碗、打扫卫生（轻）、洗澡、超市购物、陪伴孩子	自行车、划船机、慢舞、高尔夫球、散步
中强度（有运动感，微微出汗）	擦地板、与孩子嬉戏、园艺、打扫车库	快舞、骑自行车（＜16千米/小时）、瑜伽、打扫卫生（重）、羽毛球
高强度（相当累、可坚持、呼吸深而快）	移动家具和家庭用品	负重爬山、打篮球、打网球、打排球、游泳、跳绳
接近极限（非常累，受不了了）	搬家具上下楼	7.5～22千克负重上楼

安全要点

◇ 饭后不宜立刻进行体力活动。

◇ 如有胸口不适、头痛、头晕,要立刻停止体力活动。

◇ 在过热、过潮湿或高海拔地区降低体力活动强度。

◇ 关节受损要避免一定的体力活动及运动。

◇ 当伤风感冒时,要避免剧烈有氧运动。

方亚琼

10 缓解期患者肥胖和体重过大的生理原因

与之前认为炎症性肠病患者普遍营养不良和体质量不足的看法相反,现在越来越多的证据表明,炎症性肠病患者的肥胖率与普通人群相当;特别是在发展中国家,随着肥胖症的激增以及炎症性肠病发病率的上升,肥胖症对发病机制和疾病自然史可能的影响已越来越受到关注。

肥胖度=(实际体重−标准体重)÷标准
体重×±100%

肥胖度在±10%之内,为正常适中。

肥胖度超过10%,为超重。

肥胖度在20%～30%,为轻度肥胖。

肥胖度在30%～50%,为中度肥胖。

肥胖度在50%以上,为重度肥胖。

肥胖度小于-10%,为偏瘦。

肥胖度小于-20%以上,为消瘦。

缓解期患者肥胖和体重过大的原因主要有以下几个方面。

疾病因素

◇ 胃肠道消化和吸收功能恢复:在炎症性肠病疾病活动期,疾病活动会影响胃肠道的消化和吸收功能。但是在缓解后,食物能被正常地消化和吸收,则热量吸收增加,体重增加了。

◇ 体内激素水平失调:因炎症刺激可能造成体内激素水平失调,从而导致胃肠道消化液分泌减少,则会发生代谢障碍,食物摄入后不能正常代谢排出,从而表现为体重增加了。

◇ 基础代谢率降低:疾病炎症的影响加上胃肠功能下降、身体素质较差等,可导致患者营养不良,机体的自我保护机制会反射性降低基础代谢率,导致基础代谢率低于正常范围。此类患者刚进入疾病缓解期时,基础代谢率往往无法快速提升,摄入量大于消耗量,从而导致肥胖及体重增加。

药物因素

体重增加是个别药物的副作用之一,也就是俗称体脂高了,长胖了。例如许多炎症性肠病患者在活动期需要服用糖皮质激素来控制病情,而对于使用皮质类固醇的患者,应密切监测代谢综合征发展的可能。

生活因素

缺乏运动。许多患者谨遵医嘱,平时注意多休息,但其实这并不意味着让病友完全不动。如今,缺乏运动是发生肥胖的一个重要原因。缺乏运动不仅使能量利用减少,而且使肌肉组织出现胰岛素抵抗的可能性增加,造成糖原消耗量降低,易于发生肥胖。运动能促进脂肪代谢,使体内的脂肪不断水解动员与利用,使脂肪细胞处于不断更新的状态,保持动态平衡而不发生脂肪组织堆积和变性(如减少腰部"橘皮"样的形成)。运动所致的体内能量消耗比单纯饮食限制的效果好,降体重多,可保持肌肉比例,运动耐久力增加。

饮食因素

饮食的量、种类和方式都是影响缓解期患者体重的重要因素。

部分缓解期患者的胃口较之前有改善,食欲明显增加,这时进食的量可能就增加了,每餐进食量增加,每日进食频率也增加;部分患者认为疾病得到控制了,加上在疾病活动期的饮食忌口,可能会存在加倍补偿自己的心理,而忽视饮食的重要性,甚或大量进食甜品、刺激或油炸油腻类食物。饮食方式也是影响体重的主要因素。由于人体胰腺在夜间分泌的各种消化酶高于白天，所以如果晚餐过于丰富、过量，加之晚间消耗能量的活动少，会导致体内脂肪储存增加。另外，睡前加餐、吃零食、进食过快等，都是引起肥胖的因素。

方亚琼

11 缓解期病友的有氧减脂训练

炎症性肠病是一种不明原因的反复发作和缓解的慢性肠道疾病。有研究报道,86%的中重度炎症性肠病病友有疲乏症状;而经治疗,仍有41%~48%的炎症性肠病缓解期病友受到疲乏的困扰。

疲乏是炎症性肠病缓解期病友最常见的表现,严重影响其生活质量。运动对炎症性肠病病友的潜在益处有提高生活质量、缓解疲乏等。有氧运动可明显缓解病友的疲乏症状,提高其生活质量。目前,国内尚缺乏系统全面的炎症性肠病病友运动指南,国外关于运动干预的随机临床试验也十分有限。国内关于有氧运动干预的研究大多针对炎症性肠病病友的生活质量,得出适度运动可显著改善生活质量的结论。由于炎症性肠病缓解期病友疲乏的发生率高，生活质量受影响，而处于缓解期的病友可以耐受中低强度的运动，因此对于有减脂需求的缓解期病友，可以尝试简单、安全、低成本、高参与度、符合国情的中低强度有氧运动。

炎症性肠病可以分为缓解期和发作期。通俗来说，症状很轻或者是没有症状就是在缓解期，所以我们要关注腹泻、便血、腹痛等症状有没有减轻。如果这些症状都消失，称作临床缓解，然后做结肠镜检查看溃疡和炎症情况。如果溃疡都长好了，称作黏膜愈合，最后还要取一部分黏膜做病理检查。如果病理检查结果也显示炎症好了，那就称作组织愈合。那么在缓解期，我们就可以进行适当的有氧减脂训练。

● 适合缓解期病友的有氧减脂训练有哪些呢?

有氧减脂运动形式有多种,如快走、慢跑、游泳、跳绳、打篮球等,还可以利用各种器械,包括椭圆机、划船机,这些都是很好的减脂有氧运动形式,可以交替进行。炎症性肠病缓解期病友可以适当进行碰撞类运动(打篮球、踢足球等请咨询主治医生后再酌情考虑)。通过以上有氧运动,能够保证运动效果,也避免运动过于单调。有氧运动能够保证氧的需求,避免出现缺氧的状态,运动后不会有明显乏力,也不会过度增加心肺负担。长期坚持有氧运动,有助于增强心肺功能、提高免疫力,有助于更好地消耗热量。

最佳的有氧运动实际上强调的是运动强度,比如心率需达到170减去年龄的数值,才是有效的有氧运动。不仅要注意运动强度,而且每次运动时间应该不短于40分钟,因为如果运动时间过短，有氧运动也不能够帮助消耗体内的脂肪。

缓解期病友每周可进行有氧运动3次以上，最好每天进行有氧运动。不仅要进行有氧运动，还应该结合耐力、力量运动。通过有氧运动和耐力运动，不仅能够减脂，还能保证肌肉的量，增加肌肉力量。

运动经验缺乏的缓解期病友可适当选择中低强度的有氧减脂运动。最常见的中低强度有氧运动方式是步行，除此之外还有广场舞、慢跑、瑜伽、八段锦运动等。一项关于中低强度户外跑步的随机对照试验研究（每周3次，持续10周）发现，炎症性肠病病友在缓解期疲乏症状显著，肌力和日常活动能力减弱，而中低强度的运动训练可以提高病友的骨密度、肌肉质量和功能，进而增加热量的摄入，改善营养状况，加速机体代谢功能，达到减脂减重的目的。

另外,有氧运动能提高肺通气量并增加心排血量,增强心脏储备能力,使身体功能正常化,改善疲劳。

要想达到减脂的目的,不仅要进行有氧运动和耐力运动,还要结合均衡营养、饮食控制,避免热量摄入超标。

贯穿于日常生活中的有氧运动一样可以达到效果。怎么做呢?如:手洗自家车子;在陪着孩子运动撒欢时沿着场地散步;自己拿高尔夫球杆和球袋,而不是让球童去做;快步穿过商场;如果离单位不远,可以选择步行或骑车上下班,而非驾车等。

注意事项

◇ 不要空腹运动,宜于饭后1~2小时运动。

◇ 避免在过冷或过热的环境中运动,不在崎岖不平的地面运动。

◇ 如身体不适,不勉强运动。

◇ 运动前,如果脉搏多于100次/分,并且主观感觉不舒服,当天就停止运动。运动中,如果运动强度不够(脉搏低于靶心率),应适当增加强度;如果运动强度过大(脉搏高于靶心率),应适当降低强度。脉搏一般在运动停止10分钟内可以回到静息时的状态;若持续不降,应马上就医。

◇ 当费力指数(采用Borg自觉疲劳量表)小于12时,表示运动强度不足,应延长运动时间;大于15时,表示运动强度过大,应马上终止运动,并适度缩短下次运动时间。

◇ 运动时气息急促,或运动后表现为恶心、乏力、关节不适、失眠、慢性疲劳,表示运动强度过大,应调整运动强度,增加休息的时间。

简答归纳

◇ 有氧运动可以强效燃脂,力量训练则强化肌肉、紧实线条,两者相辅相成。

◇ 建议在有氧减脂训练开始2周内不用天天称重，因为刚开始运动，肌肉逐日增加，燃脂却没那么快，体重可能不降反升，但测体脂肪就会发现惊喜离你不远。

◇ 早起适度拉伸运动可以让人精神抖擞、气色红润，开启美好的一天。

◇ 让心跳加快，但别太勉强。

◇ 缓解期病友运动强度适中，勿超出能力范围，错误评估自己。

◇ 适度变化运动种类，可帮助排除每天都做同种减脂运动的无聊感；同时，不同的有氧运动方式能够让身体突破适应区，燃烧更多的热量。

◇ 交叉训练，减肥事半功倍。

适度的有氧运动可以改善缓解期病友的疲乏症状，提高生活质量，达到一定的减脂减重效果，并且中低强度有氧运动处方安全性高、耐受性好、易于接受、作用持久且复发率低,因此可作为缓解期病友维持治疗、控制体重的有益补充,值得临床推广应用。运动疗法也可通过抗炎效应在一定程度上起到缓解炎症的作用。

方亚琼

12 缓解期患者的健康增重——肌肉增长原理

肌肉增长,通俗地讲就是肌肉细胞的扩大和增长,除非力量非常小的肌肉收缩运动,否则中量的肌肉收缩运动以及重度的肌肉收缩运动都会使肌肉细胞发生部分破裂的现象。肌肉细胞一旦出现破裂,在细胞恢复过程中,就会利用身体的能量以及蛋白质而逐渐变大。这种现象会让肌肉维持一定的力量和耐力。强有力的肌肉收缩运动会使肌肉细胞不断发生破裂、再生、扩大和增长。这时,如果身体满足了肌肉细胞的能量以及物质的需求,就会使肌肉不断增长,肌肉的外形变得越来越结实。

● 增重原理及方法

◇ 热量正平衡,使机体摄入的热量大于消耗的热量;同时还需配合力量训练。

◇ 热量正平衡的获取方法:合理增加热量摄入。

◇ 增重目标:从增重质量上考虑,建议每周增重小于1千克。

◇ 每周热量盈余:3500～7000千卡(增重0.5～1千克)。

◇ 每日热量摄入:比日热量需求高500～1000千卡。

◇ 运动方法:抗阻力运动与有氧运动相结合。

缓解期患者的增重以及肌肉增长可通过合理的锻炼、充分的营养补充和充分的休息来完成。

◉ 合理的锻炼

有氧运动

频率和方式：每周≥3天的中等强度体力活动，或每周≥2天的较大强度体力活动，或每周2～3天中等强度与较大强度体力活动相结合。

时间：中等强度体力活动，每天累计30～60分钟，且每次至少10分钟。

方式：任何方式的运动都不能对骨骼施加过大压力。步行是最常见的运动方式。固定功率车也具有优越性。

肌肉力量/耐力运动

频率：每周≥2天。

方式：渐进式负重运动项目或承受体重的柔软体操（对8～10个大肌群进行训练，每次≥1组，每组重复10～15次训练内容）。

柔韧性训练

频率:每周≥2天。

强度:拉伸至感觉到拉紧或轻微不适。

时间:保持拉伸30~60秒。

方式:保持或提高柔韧性的任何体力活动,通过缓慢动作,静力拉伸身体的各大肌群。

平衡性(神经肌肉)练习

频率:每周2~3天。保证运动安全。

方式:①通过逐渐增加动作的难度来减少其支撑面(如双腿站立、半前后站立、前后站立、单腿站立等);②使人体重心发生变化的动力性运动(如前后交替走路或蹬自行车等);③肌群压力姿势练习(如脚跟、足尖站立等);④减少感觉输入(如闭眼站立等);⑤太极。

● 充分的营养补充

营养摄入除热量(无体力活动者1天约

1200千卡)供应以外,为保证肠道病变的修复,必须强调蛋白质的摄入。其他营养物质也不能忽视。还要注意补充富含叶酸、锌、钙等的食物。从某种意义上说,炎症性肠病缓解期患者对普通健康人的食物大多无禁忌。肉类、鱼类、禽蛋类、牛奶和奶制品等可以提供必需的蛋白质等营养物质,也适用于缓解期病友。

关于蛋白质

人体需要20多种不同的氨基酸来维持生命,12种是身体自产的,8种从食物中吸取。常见食物的蛋白质质素:鸡蛋>鱼类>肉类>奶类>五谷类。

蛋白质的营养评价:生物价是反映食物蛋白质消化吸收后被机体利用程度的一项指标;生物价越高,说明蛋白质的机体利用率越高,即蛋白质的营养价值越高,最高值为100。

常见食物蛋白质的生物价

蛋白质	生物价	蛋白质	生物价	蛋白质	生物价
鸡蛋	94	小麦	67	小米	57
脱脂牛奶	85	生大豆	57	玉米	60
鱼	83	熟大豆	64	白菜	76
牛肉	76	扁豆	72	红薯	72
猪肉	74	蚕豆	58	马铃薯	67
大米	77	白面粉	52	花生	59

对于缓解期增重的患者,建议蛋白质摄入量应达到总能量的10%～15%,即1.5g/kg,优质蛋白应占蛋白质总摄入量的1/3以上;同时,要避免摄入过度。

关于脂类

帮助供给能量:1克脂肪在体内氧化可产能9千卡,帮助缓解期患者增重。

构成身体成分:脂类,特别是磷脂和胆固醇,是所有生物膜的重要组成部分。

供给必需脂肪酸:必需脂肪酸与细胞的

结构和功能密切相关。

对于缓解期增重的患者,建议脂肪摄入量占每日总能量的30%左右。

来源:食用油、动物性食物以及坚果等。

关于碳水化合物

供给和储存能量:是人类获取能量的最经济和最主要的来源。

构成组织的重要生命物质:每个细胞都含有碳水化合物,其含量约为2%～10%。

节约蛋白质:摄入足够量的碳水化合物能预防体内蛋白质或膳食蛋白质消耗。

对于缓解期增重的患者,建议碳水化合物摄入量占每日总能量的65%左右。

来源:谷类、薯类、根茎类食物。

关于量

在能耐受的情况下,缓解期患者可以适当加餐,比如普通人一日3餐,增重的患者可以增加至一日4～5餐;比如午后来杯牛奶燕麦粥或者黑芝麻糊,可以额外加点坚果碎。每3～4小时进食一次,每次用餐的时间适当延长,这样有利于胃肠道对食物的适应和充分消化吸收。

关于种类

建议饮食多样化,要想增重,首先要做到健康增重,拒绝挑食和偏食,碳水化合物、高蛋白食品、蔬菜水果也都不能少,平时更要离开那些不健康的零食,比如果汁、奶糖、膨化食品等。在摄入足够蛋白质的情况下,多进食一些含脂肪、碳水化合物(即淀粉、糖类)较丰富的食物。这样,多余的热量就可以转化为脂肪储存于皮下。

● 充分的休息

◇ 平时注意保持乐观、情绪稳定。紧张和焦虑不但影响食欲,而且影响肠胃道消化吸收功能。

◇ 保证充足的睡眠,睡眠时间不得少于

8小时,不熬夜。

◇ 注重个人心理健康,拒绝内耗。工作中的紧张和压力、生活中的一些令人想不开的小事、超出人体承受力的"疯狂"的学习和工作等,都会使人消瘦。相反,愉快的心理状态、和谐的人际关系则有助于健康增重。

◇ 保证充足的休息和恢复时间。在训练后的恢复过程中,肌肉会进行修复和超量恢复,这是肌肉肥大的重要环节。因此,充足的休息和恢复时间对于肌肉增长是至关重要的。

方亚琼

13 缓解期患者的自重和负重训练

● 自重训练

自重训练是利用自身重量进行锻炼的一种训练方式。这种训练方式不需要借助健身器械,可以在任何地方进行。自重训练包括平板支撑、俯卧撑、深蹲等,这些训练方法利用自身重量对抗地球引力,可以有效锻炼肌肉力量和围度,让肌肉更加发达。自重训练是自由度很高的一种锻炼方式,可以更加自由地安排训练计划,而不受时间限制。对于刚开始健身的人来说,自重训练是一个很好的开始,因为它可以避免使用不标准的重量训练而可能导致的伤害。

自重训练具有悠久的历史且长期以来是

增强肌力的主要方式。然而,随着训练手段和器材的不断丰富,自重训练逐渐远离人们的视野,被器械训练所取代,但其在力量训练方面的作用却不可忽视,并且这是一种较为简便、易行的锻炼方式,居家就能完成。

缓解期患者可适当进行如下自重训练。

跪姿前倾

跪姿前倾时,双膝跪地,从膝盖到脚趾都要接触地面,身体完全前倾。每回进行这项运动方式时要保持几次,并要维持正常的呼吸,这对局部肌肉有锻炼的作用,有助于改善胃肠道胀气等不适症状。

提肛运动

提肛运动主要是针对肛门的运动。提肛运动有助于调理血液循环,特别是可以改善括约肌功能,对痔疮、便秘等常见病症也有改善作用。炎症性肠病缓解期患者可以每天在站立或坐着时有意识地收紧肛门,随后再放开，多进行几次，效果也不错。

引体向上

引体向上是一种非常经典的自重训练动作，可以有效地锻炼背部、手臂和肩膀等的肌肉群。在进行引体向上运动时，需要用双手抓住单杠，双脚离开地面，通过自己的力量将身体向上拉起，直到下巴越过单杠。

深蹲

深蹲是训练下肢力量的非常有效的一种方法，可以增强大腿、臀部和核心肌肉的力量。在深蹲时，需要将双脚打开与肩同宽，然后慢慢下蹲，直到膝盖弯曲成90°，然后慢慢站起。

跳跃

跳跃是一种非常有效的有氧运动，可以增强腿部、腰部和心肺功能。在跳跃时，需要双脚同时离地跳起，然后轻轻落地，重复这个动作。炎症性肠病缓解期患者可以在每天饭后1～2小时进行轻度跳跃运动,一组10～15跳,完成3～5组。

● 负重训练

负重训练旨在增强肌肉力量和体积。它涉及利用身体不同部位的骨骼肌进行向心收缩或离心收缩来产生力量,并对抗地心引力(通常通过持握哑铃、杠铃等器械来实现)。负重训练可以通过使用不同重量的器械来适应不同的肌肉群组,从而提升肌肉的力量和体积。在医学领域,负重训练也有助于促进组织愈合、加快恢复速度,防止因制动而导致的肌肉萎缩和功能减退等问题。

缓解期患者可适当进行如下负重训练。

上楼梯

上楼梯是最简便易行的负重锻炼之一,可穿插于日常生活中,建议每日至少爬楼5层。

哑铃

哑铃是人们常用来锻炼的器材,经常使用可以增加肌肉量,提高新陈代谢水平。哑铃重量比较轻,非常适合炎症性肠病缓解期患者使用,但在用哑铃锻炼时应以不感到过度疲惫为度。

方法:

屈肘持铃:站立,两脚开立与肩同宽,手持哑铃置于大腿前,拳眼朝外。上体直正,两肩不动,两臂交替屈肘20～40次。练习过程中,腰部不得前后闪动,上臂微微贴向胸部两侧。

颈后弯举:站立,两脚开立与肩同宽,手持哑铃正上举,拳眼朝向后。两臂交替向颈后屈肘20～40次。向颈后屈肘时,腹部不要向前挺出。

弹力带训练

弹力带训练是适合各个水平的一种训练

方式,可以提供稳定的阻力,可以锻炼身体的各个部位,包括胸肌、背肌、腿部、臀部等核心肌群。通过不同的姿势和张力调整,可以进行全面的肌肉锻炼,帮助提高肌肉的力量和耐力,也可以提高身体的灵活性和协调性。

建议的训练原则

重量	重复组数	组数	两组之间的休息时间
轻量	12～20次	1～3组	30～60秒

总体而言,无论是哪种慢性疾病,患者在开始锻炼之前都应当先咨询主治医生意见,制定个性化的训练方案,并遵循以下通用准则。

◇ 逐渐加量:从低强度、短时间开始,随着身体的适应性增强,逐步增加时间和强度。

◇ 保持规律性:保持每日或每周固定的锻炼次数,形成稳定的生活习惯。

◇ 实时监控症状:在运动过程中密切观

察自身的反应,如有胸闷、头晕、呼吸不畅或其他不适,请立即停止运动。

◇ 配合治疗:运动不应代替药物治疗和其他医疗建议,而应该作为综合管理的一部分。

运动训练固然重要,但是要注意控制强度和时间。对于炎症性肠病病友来说,即使处于缓解期,肌肉力量也还相对较弱,体质偏弱,所以运动时间和强度需要自己把控,强度不宜过大,以能感到轻微出汗和气喘为宜;运动时间也不宜过长,一次运动30分钟左右即可。还有很重要的一点,炎症性肠病缓解期患者应减少久坐,并用这些时间来进行各种强度的身体活动(包括轻微强度),以增加健康收益。最后,所有的训练计划都应该在专业人士指导下进行,并定期评估锻炼效果和身体状况。

方亚琼

14 缓解期患者的瑜伽疗法

缓解期患者在应用药物治疗的同时，也可适当进行瑜伽练习，以助于增强身体的抵抗力，增强消化系统功能，促进身体恢复。锻炼时注意腹部保暖。

以下所建议的瑜伽动作，尤其是扭转和向后曲身体转动的动作有助于强化调息，帮助消化和排泄。呼吸练习会给身体增添活力，净化并舒缓身体系统，促使全身放松。

● **基本仰卧蝴蝶扭转式**

基本仰卧蝴蝶扭转式适用于炎症性肠病缓解期患者，它是对"脐腹之气"的活动冥想，也是一种消化式的生命之气模式，通过调息中连绵不断的气流促进消化。这一系列动作姿势可以增强脐腹之气、生命之气和下行之气(抽离、消除和解毒模式)。这种扭转式可以伸展股四头肌、腿筋、腰肌和臂肌,刺激穿过身体中心直通腹部的胃脉。

具体练习方法:

(1)仰卧于地面(面部向上),双手抱膝,使大腿置于腹部成祛风式,挤压时深呼气;吸气,腿放下,同时肩部放松。重复呼吸10次,意守净化,长呼气以排毒。

(2)膝盖弯曲,如双翼般展开,做蝴蝶式,即仰卧束角式。脚底并拢,双臂向两侧伸展。体会呼吸,在整个自由呼吸过程中保持胸部张开。吸气,结束瑜伽呼吸;呼气,收缩肺部的同时进行收腹收束和会阴收束。

(3)吸气,提左膝;呼气,把弯曲的左膝置于右膝上,成仰卧扭转式。脸向左,肩膀着地,胸部展开,双臂向外伸展,保持该姿势呼吸5次。进一步扭转,使双膝靠近右肘。

（4）吸气，上侧腿伸直，以右手握左脚（或腿）。这会加强扭转的挤压作用，伸展腿的后部和同侧的臀部。保持该姿势呼吸5次。

（5）高级动作：左手握住右脚，这样双脚都被固定住，呼吸5次。吸气，恢复到蝴蝶式［第（2）步］；呼气，放松。换另一侧重复第（3）步和第（4）步。

● 中级猫式到英雄式

中级猫式到英雄式的一系列动作包括从猫式到扭转的眼镜蛇式，再到典型的英雄式，可以减轻大肠激躁症、炎症性肠病、轻微的憩室炎和消化不良等的症状。这些动作通过伸展并调理腹部区域以及消除肠内气体阻塞，可以起到减肥的作用。

注意：胃溃疡、腹泻或严重及发作期的炎症性肠病患者不要练习收腹收束法。

具体练习方法：

（1）四肢着地，确保双手垂直位于肩膀下方，膝盖位于臀部下方。手掌压地、手指张开。吸气，脊柱下沉，成蛇状，伸展腹部、胸部和咽喉，头向上仰，尾骨尽可能上提，但颈部不能弯曲。

（2）呼气，脊柱尽可能拱起，下颌向胸部缩，尾骨向下收缩成猫式，腹部收缩，练习成收腹收束法。

放松，第（1）步和第（2）步重复5次。最后，脊柱下沉，练习狮子式。坚持片刻，然后放松和呼吸，再次下沉脊柱。反姿势成伸展的婴儿式，呼吸，气沉腹部。

（3）吸气，成眼镜蛇式。如果后背出现任何不适，双手再往前放一些。肩胛骨向下拉，坚持5次呼吸的时间，保持左右对称。然后，双肘放到地上，前臂于身前保持平行，呼吸10次。双臂提起，只用双手着地（眼镜蛇），膝盖弯曲,成垂直式,把头扭向一侧,呼气。吸气,恢复到中心位置。呼气,头转向另一侧重复1次,练习5次。反姿势成下犬式或婴儿式。

(4)以英雄式坐好,成下跪式,这样臀部坐于两小腿之间,脚后跟指向大腿两侧。双臂举过头顶,双手交叉,掌心向上。脊柱挺直,以微妙的收腹收束法伸展整个腹腔,呼吸20次,脚尖伸展并保持不动。

(5)呼气,上身贴近地面,成仰卧英雄式。保持该姿势,坚持呼吸10次。起身成英雄式结束这一动作。

● 饮食冥想

在一项实验中发现咀嚼动作可以平衡情绪,例如兔子在嚼草时处于一种平静、沉思的状态。为了重现这一结果,在吃东西之前先进行5分钟的短暂活动,会使控制消化的副交感神经系统相对交感神经系统处于优势地位。饮食冥想可以帮助缓解期患者与食物更好地建立联系，提高对饮食选择的自觉性和健康意识。

　　首先，饮食冥想需要创造一个安静、放松的环境。找一个安静的地方坐下来，关掉电视或其他干扰源。可以选择一个舒适的姿势，闭上眼睛，开始调整呼吸。通过深呼吸和减慢呼吸频率来放松身心，准备好专注于食物。

　　接下来，将注意力转移到食物上。拿起一小块食物，观察它的外观、颜色、形状和质地。感受食物在手中的重量和触感。慢慢地将食物放入嘴中，注意食物的味道、口感和温度。专注于食物在口腔中的感受，不要急于咀嚼和吞咽。

　　同时，注意食物对身体的感受。通过专注于身体的感受，培养对饥饿和饱足的敏感度,避免过度进食或饥饿。

饮食冥想还可以帮助缓解期患者更好地认识自己的饮食习惯和偏好。通过观察自己对不同食物的反应,了解自己对某些食物的喜好和厌恶,并思考其中的原因。这种自我观察和反思有助于促使人们做出更健康的饮食决策。

◉ 瑜伽对缓解期患者的作用

瑜伽可以帮助缓解期患者改善炎症性肠病的症状。

瑜伽可以帮助缓解期患者增强身体的柔韧性和力量。因为许多慢性疾病会导致身体功能衰退,而瑜伽可以帮助他们恢复和维持身体功能。

瑜伽还可以帮助缓解期患者改善心理状态。因为慢性疾病往往会给患者造成很大的心理压力,而瑜伽可以帮助他们缓解这些压力,提高生活质量。

瑜伽还可以帮助人们养成健康的生活习惯。健康的生活习惯是预防和管理慢性疾病的关键因素之一。

总的来说,瑜伽练习是一种非常有效的慢性疾病管理方法。通过瑜伽练习,人们可以在身体、心灵和精神层面得到全面提升,从而更好地应对和管理慢性疾病。

方亚琼

15 身体放松和拉伸

　　身体放松和拉伸不仅可以减压、放松精神,还对健康有很多好处。拉伸是指能使肌肉,包括肌腱、韧带和结缔组织得到暂时性延长的运动。运动后放松和拉伸的目的是缓和心肺,运动强度转弱后,有利于体内乳酸和尿酸排出,进一步消除疲劳,使身体尽快恢复。放松运动的时间长短由运动量决定。

◉ 益　处

提高身体灵活性

　　拉伸运动可增加一个关节或一组关节的运动范围,但其效果在一日甚至几小时内就会消失。如果想长期提高身体灵活性,建议每周做拉伸运动5~6天。

有助于激活肌肉

坚持有规律的拉伸练习,运动范围越大,能激活的肌肉就越多。

为正式锻炼做准备

运动生理学专家建议在锻炼前做动态拉伸。这是因为锻炼前的动态拉伸是在快速移动之前缓慢移动的一种方式。这样可以使身体做好进行有效锻炼的准备,以产生和吸收比较强的力量。

激活意念-肌肉联系

意念-肌肉联系是指在头脑里想象身体移动时激活的那些肌肉,肌肉能在锻炼过程中更有效地工作。

降低受伤风险

动态拉伸有助于预热肌肉、关节和肌腱,并暂时性地增加运动范围,进而在锻炼过程中用理想的姿势来完成动作,大大降低受伤的发生率。

有助于身体平静

锻炼结束后做静态拉伸有助于降低心率,平静呼吸,并更快地缓解在锻炼时的高度兴奋状态。另外,做到把静态拉伸与深呼吸相结合,还能增加血流量,提高血氧含量,向身体和肌肉输送营养物质,从而促进恢复。

减轻疼痛

久坐不动会导致某些肌肉(如髋屈肌)缩短以做出适应,从而感觉"紧绷"。经常做静态拉伸动作有助于逆转肌肉的这种适应性缩短,从而通过增加肌肉的灵活性来减轻疼痛,非常适合长期坐姿办公的白领族们。

● 运动后该如何放松和拉伸?

在运动后可以选择适合自己、适合不同场地的放松方法,而不受器械、场地、时间的限制。拉伸法是以缓慢的速度尽量大幅度地拉长软组织的一种放松肌肉及周围组织的方法。这种牵张伸展练习可以缓解运动后延迟性肌肉酸痛和肌肉僵硬，使肌肉放松，并可加强骨骼肌蛋白质的合成，促进骨骼肌变化的恢复。

　　人们在日常生活中缓解运动性疲劳的方法也逐渐增多，可以有主动拉伸放松、被动拉伸、泡热水澡、音乐放松等。

◉ 拉伸技巧种类

	方法	评价
静态拉伸	将肌肉慢慢伸展到最大范围处，维持10～30秒	增加身体柔韧性，安全有效，受伤风险较低
弹振式伸展	以迅速反弹方式伸展肌肉，重复多次动作	引发拉伸反应，效果不佳，容易用力过度而拉伤肌肉
动态伸展	肌肉作出关节伸展最大活动范围的动作	动作大小不一，力量较不易控制，较适合专项运动员

泡沫轴

泡沫轴,又称瑜伽柱,是一种重量轻、有弹性的工具,多用于运动后放松或瑜伽练习。使用时,用自身重量将需要放松的肌肉置于泡沫轴之上,缓慢滚动10～15次,滚动时核心肌群用力。泡沫轴不仅能刺激肌肉和肌腱,还能拆散软组织粘连和瘢痕组织,使用方便,经济简单。可以用自身重量和一个圆柱形泡沫轴来自我按摩和释放肌筋膜,缓解肌筋膜紧张,改善肌肉不平衡,提高关节活动度,增加血液流动和软组织循环。研究表明,泡沫轴滚压能够放松肌筋膜,达到肌筋膜触发点,放松深层组织,减轻关节压力,减轻疼痛,增强肌肉的表现力,预防运动损伤,维持良好的肌肉长度;还可以加快血液循环,减少炎性水肿,促进乳酸消除,加速运动后身体恢复。泡沫轴的运用能加速疲劳恢复,延迟和消除肌肉疲劳。

筋膜球

筋膜球对运动后的放松作用与泡沫轴相同，可以缓解肌筋膜粘连，进而修复肌肉、肌膜等软组织。不同的是，筋膜球的体积大小不同，可作用在身体不同部位，可有针对性地放松不同体积的骨骼肌。与泡沫轴相比，筋膜球的受力面积更小，更便于通过穴位和压痛点达到放松效果，更便于对刺激点进行精确操作，适合局部重点按摩，无死角放松肌肉。不同大小的筋膜球可满足身体不同部位的需求。

筋膜枪

筋膜枪应用震动放松方式，对肌肉疲劳的表层皮肤进行快频率的震动，以起到按摩缓解肌肉疲劳的作用，使用简便易行，因此受到了很多健身人士的追捧。

热水澡

热水澡是一种简单易行的消除疲劳的方

法。水温不宜太高,以 40℃ 为宜,时间为 10~20 分钟;也可在训练结束半小时后用冷热水交替进行,冷水温度为 15℃,热水温度以 40℃ 为宜,冷浴 1 分钟,热浴 2 分钟,交替进行 3 次。

推拿按摩

推拿按摩是指在中医基础理论的指导下,通过手法作用于体表特定部位进行治疗的一种方法。常用的推拿按摩方法有揉法、捏法、滚法、拍法、按法、摩法等。通过推拿按摩,可以放松肌肉,加速皮下温度升高,改善局部血液循环,增加关节活动度,促进代谢产物排出。其可以加速功能恢复,缩短康复时间,还可松解粘连。

音乐放松

音乐作为一种有声音、有节奏、有音调的声频,能够引起人们的某种共情,从而使人们产生相应的共鸣。在 20 世纪中期,音乐对人体心理和情绪的影响就受到了多学科领域专家研究的关注。"音乐疗法"正是近年来常出现的一个名词，其以音乐为中心融合了艺术、心理、医学、哲学等学科，并采用适宜的方式对患者实施帮助和一定程度上的介入，从而有计划、有目的地使患者身心产生某种预期反应而达到促进身心健康的目的。音乐疗法的表现形式非常多，通常需要按照患者不同的状态需求，选择不同音调、旋律、节奏的音乐，以实现精准施策。在一定程度上，音乐在缓解情绪问题方面具有一定的科学性和潜在性。同时，音乐也能对人的身体状况起到某种较为特殊的良性功效，这种作用是通过对人心理影响和物理影响相互作用而达到的。在国内外相关研究中，音乐疗法作为心理疗法的一种手段已被广泛使用，并且不同节律、不同类型的音乐所带来的影响也是不同的。其中，慢节奏的放松音乐对疲劳后的放松恢复更加有效。

音乐播放声音强度以自我感觉舒适为度，时间为 15 分钟。整个过程中必须保持安静，且避免其他非必要动作。

● **放松和拉伸的作用与要求**

拉伸和放松对身体机能的各方面均具有良好的效果，并且作为放松手段简单易行、便于操作，值得在普通人群中推广使用以消除疲劳、减轻心理压力。

对于经常参加体育锻炼的人来说，拉伸运动是肌肉放松的必备手段。通过拉伸，可以保持肌肉和关节的灵活度，降低运动损伤的发生风险。运动后即刻进行拉伸，可有效促进血液循环和血液再次分布。虽然短时间内运动酸痛感仍然存在，但拉伸对于缓解运动后的疲劳、局部酸痛和肌肉过度紧张等具有良好的效果。

　　然而,运动后拉伸的时间并非越长越好。有研究表明,与拉伸10分钟相比,总拉伸时间超过30分钟的效果并没有明显增强,反而会因拉伸时间过长而增加关节、韧带过度拉伸的风险。建议运动锻炼后每个拉伸动作做30~60秒,做1~2次为宜,各种动态拉伸动作的总时间为10分钟左右。另外,静态拉伸也要注意时长,可根据身体各部位的状况和需求,每个静态拉伸动作30秒至5分钟不等,做3~5次为宜,各种静态拉伸动作总时间可控制在20~30分钟。拉伸过程中应注意静态拉伸时不要憋气,做到拉伸与呼吸配合,拉伸时可多采用深长缓慢的呼吸,使神经逐渐恢复平缓。此外,拉伸时要做到姿态稳定,不要左右晃动或利用惯性来增加拉伸幅度,以免身体局部过度拉伸而造成运动损伤。

● **拉伸要拉到局部疼痛才有效果吗?**

错误(×)

值得注意的是,有些人认为拉伸要拉到局部疼痛才有效果,这个观点是错误的。在拉伸的过程中,当我们的身体感到疼痛时,其实就是身体在提示这里存在问题了,此时应该立刻停止拉伸,找出疼痛的原因;若执意持续拉伸,则很容易加重损伤。

● **居家简易拉伸运动推荐**

颈部

(1)站立或坐下,头颈伸直,颈屈下巴指向胸口。

(2)当下巴触碰胸口时,感受颈部和背部舒展,保持15~30秒钟。

(3)颈伸,以头颈尽量向后仰。

参与拉伸的肌肉:胸锁乳突肌,颈部竖

脊肌。

臀部

(1)仰卧,腿伸直。

(2)右膝及臀部屈曲,将大腿拉至胸部。

(3)双手放在大腿后方,继续将大腿拉至胸部。

参与拉伸的肌肉:髋伸肌群(臀大肌、腘旁肌)。

背部

(1)双脚分开约40厘米站立。

(2)屈曲右手肘,提升右手肘至高于头。

(3)左手触右手肘,拉手肘至头后方。

(4)保持手屈曲,弯腰向左。

(5)要屈膝。

参与拉伸的肌肉:腹外斜肌、背阔肌、前锯肌、肱三头肌。

大腿后方

(1)坐下,上身伸直,脚伸直。

（2）上身前伸，臀部屈曲，双手触脚趾，慢慢拉脚趾近上身；拉胸口近脚，如柔韧性欠佳，可触脚踝。

参与拉伸的肌肉：腘旁肌、竖脊肌、腓肠肌。

小腿

（1）面向墙站立，双脚分开与肩同宽，脚趾离墙30厘米。

（2）倾前，双手推墙。

（3）踏后约60厘米，一腿屈膝，另一腿伸展。

（4）重心下移，伸展小腿，脚跟着地确保伸展效果。

参与拉伸的肌肉：跟腱。

方亚琼

16 运动损伤与运动风险的防范和处理

　　运动损伤是指在运动过程中没有完全遵循人体运动的生理规律来调控身体姿态和运动强度等,造成人体组织或器官解剖结构的破坏或生理功能的紊乱。

　　运动损伤的分类有很多,我们通常按照运动损伤严重程度、损伤部位、损伤组织或急慢性程度等来进行分类。

● 急性运动损伤

　　急性运动损伤一般是由直接或间接暴力造成的,其特征是发病急,病程短,症状骤起,如骨折、肌肉肌腱拉伤、神经血管损伤等。

◉ 慢性运动损伤

慢性运动损伤一般是由局部长期负荷过度、磨损、反复细微损伤积累而成的。其症状渐起,病程较长,比较常见于从事耐力型运动者。

初步了解急慢性运动损伤的特点、原因、受伤的症状及一般处理的原则。

运动损伤的详细特征

	急性运动损伤	慢性运动损伤
特点	☑ 有清晰明确的受伤时间及地点 ☑ 在很短的时间内受伤	☑ 没有清晰明确的受伤时间及地点 ☑ 伤害是长时间慢慢形成的
原因	☑ 外在环境的意外成因 ☑ 身体内在状态的疲劳产生的	☑ 多次微伤日积月累形成,长期过度使用肌肉或骨骼

续表

	急性运动损伤	慢性运动损伤
受伤症状	☑发热 ☑发红 ☑肿胀 ☑疼痛 ☑有受伤出血的现象	☑疼痛 ☑肿胀 ☑僵硬 ☑有杂音 ☑不稳固
一般处理原则	☑休息 ☑冰敷 ☑压迫 ☑抬高患肢	☑倾听身体的反应 ☑减轻运动量或休息 ☑适度的取代运动 ☑妥善处理发炎情况
举例	☑肌腱或韧带扭伤 ☑肌肉拉伤	☑晒伤 ☑膝关节的软骨磨损 ☑小腿胫骨应力性骨折

● **运动损伤的致伤因素主要有哪些，该如何防范？**

技术动作错误

技术动作错误指动作要领掌握不好，动

作不规范,存在缺点和错误等,非常容易违反身体结构的特点和运动时的生物力学原理,从而引起损伤。

✿ 防范:前期请在专业人士的指导下进行运动。

身体某方面素质存在缺陷

身体素质分为一般身体素质和专项身体素质。一般身体素质是专项身体素质的基础,是专项素质提高的前提,如果忽视了对运动者全面综合素质的培养,片面地追求技巧提升,导致综合能力较差,会增加运动者受伤的可能。

✿ 防范:要检查自己的身体状况,是否有疲劳、伤病等不利因素。炎症性肠病患者请在主治医生评估后进行运动,并选择合适的运动方式及强度。

运动安排不合理

如果运动超出自己的能力范围,就容易

发生一定的运动损伤。

✿ 防范：要根据自己的身体素质和运动技能水平，合理安排运动量。不要盲目追求高强度、高难度的运动，要根据自己的实际情况，选择适合自己的运动方式和强度，避免因运动过量而造成损伤或意外事故。

准备活动不足

准备活动的目的就是充分动员神经系统、运动系统和内脏系统，调动与专项训练密切相关的各项机能，使机体进入运动状态。但如果准备活动不足，就不能调动全身肌肉的参与，使肌肉的力量、弹性和伸展性不够，从而增加运动损伤的发生风险。

✿ 防范：在运动前要充分做好准备工作。身体素质是防范运动风险的重要因素之一。要注意加强力量、柔韧性、耐力等身体素质的训练，以提高身体的适应能力和抗损伤能力。特别是在进行剧烈的运动前，要充分进行热身活动，使身体逐渐进入运动状态，以降低运动损伤的发生风险。要检查自己的身体状况，如是否有疲劳、伤病等不利因素。

运动者的生理、心理状态不佳

当炎症性肠病病友处于疲劳或者过度疲劳状态、患病或疾病恢复阶段时，请量力而行，因为患者此时的力量、精确度以及共济功能均显著下降。

✲ 防范：要确保在身体状态良好的情况下进行运动，以降低运动损伤的发生风险。

场地环境与气候

气温过高易引起疲劳和中暑；气温过低易发生冻伤；光线不足，能见度差，影响视力，使兴奋性降低和反应迟钝而导致损伤。

✲ 防范：运动时要注意场地的安全警示标志和提示，遵守场地的使用规定，避免因个人行为而发生意外伤害，同时应密切关注天气的冷热变化以及突发的天气状况，并及时调整对应方案。例如在较热的天气里,应适当休息,多喝水及补充适量的电解质,防止中暑等状况的出现;而在寒冷和潮湿的天气里,强调做好充分的准备活动是预防运动损伤的最好方法。

运动装备配备不当

穿戴和使用不合适的配件会增加运动损伤的发生风险。

✽ 防范:运动时要注意自我保护。要佩戴必要的护具,如头盔、护腕、护膝等,以降低意外伤害的发生风险。

● 运动损伤后的处理

在运动损伤发生的急性期,治疗的基本措施是 RICE——"Rest-Ice-Compression-Elevation"(中文翻译:休息、冰敷、加压、抬高患肢)。

休息

首先要做的就是休息,但并不仅仅指减少活动,单纯的身体休息。其关键是制动受伤部位,保护受伤部位,防止其进一步受到应力刺激而使损伤扩大。一般采用石膏或支具固定。有些人受伤后马上就涂药膏、擦药酒,比如红花油等,这是错误的。

冰敷

关节扭伤、拉伤后,应当首先冰敷,这是最经济、方便的方法。受伤后尽早冰敷,有助于更早恢复。在前期1～2天内,应该尽可能地使用冰敷;48小时后方可进行外用药治疗。

加压

加压一般在受伤后24～48小时内进行,可以帮助限制受伤部位肿胀进展,也可以为受伤部位提供额外的支撑和保护。加压使组织内压力升高,血管缩窄,从而减缓炎症发展,防止关节进一步发生肿胀。同时,我们应注意受伤后保持足够长时间的休息,以防旧伤未愈又添新伤。

抬高患肢

抬高患肢就是利用重力帮助血液和组织液回流,以减轻受伤部位肿胀,也是缓解疼痛的一种方法。受伤后,尽可能地将受伤部位放置在高于心脏水平的位置,利用重力帮助血液回流至心脏。

要注意的是,受伤后如果关节肿胀、瘀血较为严重,应及时就医。对关节软骨、韧带、肌腱等损伤,还需进行磁共振检查来确诊。因此,当怀疑类似损伤时,应遵医嘱行磁共振检查。

● 急性运动损伤早期的一些处理方法

肌肉拉伤

处理:轻者可即刻冷敷,局部加压包扎,

抬高患肢。24小时后可施行按摩或理疗。若肌肉已经大部分或完全断裂,则在加压包扎急救后,固定患肢,立即送医院手术缝合。

关节、韧带扭伤

处理:伤后立即抬高患肢,伤情严重的要立即冷敷或用自来水冲淋,加压包扎,固定休息,使毛细血管收缩,防止肿胀进展。严重扭伤时,如韧带断裂、关节脱位,应尽快到医院缝合或做固定处理。

关节脱位的临时急救

处理:关节脱位后应尽早整复,这样不但容易成功复位而且有利于关节功能的恢复。若不能及时复位,则应立即用夹板和绷带在关节脱位所形成的姿势下进行临时固定,保持伤员安静,尽快送医院处理。

骨折

处理:对骨折患者的急救原则是防治休克,保护伤口,固定骨折。即在发生骨折时,应密切观察,如有休克,则首先抗休克治疗;如有出血,应先止血,然后包扎好伤口,再固定骨折部位。

方亚琼

附录：训练计划（供参考）

注意：所有运动，请在主治医生允许下开始和进行；如有不适，请立即停止（运动训练是一个循序渐进、持之以恒的过程）。

● 初级阶段一周计划

适用于发作期和（或）疾病缓解初期人群。

目标：改善生活质量和压力水平。

● 中级阶段一周计划

适用于慢性疾病缓解期和（或）体适能尚可的人群。

目标：改善心肺功能，防止肌肉流失。

● 高级阶段一周计划

适用于有一定运动技能和/或体适能中等水平人群。

目标:增强心肺功能,增加肌肉含量。

初级阶段一周计划

运动方式	周一	周二	周三	周四	周五	周六	周日
热身	5分钟		5分钟	5分钟		5分钟	5分钟
有氧运动	30分钟 低强度 （例：公园散步）			30分钟 低强度 （例：日常家务）			30分钟 低强度 （例：逛超市）
力量训练			20分钟 低强度 （例：慢舞）			20分钟 低强度 （例：八段锦）	
整理运动	5～10 分钟		5～10 分钟	5～10 分钟		5～10 分钟	5～10 分钟
拉伸和 放松	针对参与活动的肌群，科学地进行拉伸和放松						
运动后 感受	微微出汗，无疲倦感，心情舒畅						

中级阶段一周计划

运动方式	周一	周二	周三	周四	周五	周六	周日
热身	5分钟	5分钟	5分钟	5分钟	5分钟	5分钟	5分钟
有氧运动		30分钟中强度(例:快步走)	20分钟中强度(例:踩自行车)	30分钟中强度(例:广场舞)		30分钟中强度(例:椭圆仪)	20分钟(例:太极、八段锦)
力量平衡性训练		20分钟平衡性练习(例:单腿交换站立)	30分钟中低强度(例:小哑铃晶举和外展)				30分钟中低强度(例:胸椎灵活性训练和普拉提)
整理运动		5~10分钟	5~10分钟	5~10分钟		5~10分钟	5~10分钟
拉伸和放松	针对参与活动的肌群,科学地进行拉伸和放松						
运动后感受	微微出汗,无疲倦感,心情舒畅						

高级阶段一周计划

运动方式	周一	周二	周三	周四	周五	周六	周日
热身	5分钟		5分钟		5分钟	5分钟	5分钟
有氧运动	50分钟中强度（例：游泳）		20分钟中强度（例：快舞）		50分钟中强度（例：划船机）		50分钟中强度（例：跑步）
力量/平衡性训练			30分钟中高强度（例：哑铃）			50分钟中高强度（例：弹力带＋普拉提训练）	
整理运动	5～10分钟		5～10分钟		5～10分钟	5～10分钟	5～10分钟
拉伸和放松	针对参与活动的肌群，科学地进行拉伸和放松						
运动后感受	出汗，有运动感，可坚持，运动后自觉体力增强						

本书的出版受如下基金资助：

◉ 上海交通大学医学院附属仁济医院临床科研创新培育基金（RJPY-LX-004）

◉ 上海市宝山区科学技术委员会科技创新专项资金项目（2023-E-13）

◉ 上海市宝山区医学重点学（专）科及特色品牌建设项目（BSZK-2023-Z06）

◉ 上海市卫生健康委员会卫生行业临床研究专项面上项目（202040110）